轻断食减肥计划

阿曼达·汉密尔顿　著
（Amanda Hamilton）

黄与琪　译

化学工业出版社

·北京·

阿曼达·汉密尔顿是英国执业营养师,她发现适时禁食,延长餐间时间可以有助于燃烧脂肪,快速和持续地减肥。她帮助了数以千计的人们成功减肥,重建自信心和对生活的热情。

跟随阿曼达健康的轻断食减肥法不仅能够减掉顽固脂肪,还会感受到身体多方面的变化,比如睡眠质量提高,精神状态变好,延缓衰老。本书中除了有即时更新的科学证据、真人案例,作者还制定了1个准备计划和3个轻断食减肥计划,无论是16/8、5/2、还是果蔬汁轻断食,您可以根据自身的条件和生活方式选择适合自己的减肥食谱。

本书还有100余道健康营养的一日三餐食谱供您选择。

图书在版编目(CIP)数据

轻断食减肥计划/(英)阿曼达·汉密尔顿(Amanda Hamilton)著;黄与琪译.—北京:化学工业出版社,2017.1(2020.2重印)

书名原文:EAT FAST SLIM

ISBN 978-7-122-28398-6

Ⅰ.①轻… Ⅱ.①阿…②黄… Ⅲ.①减肥-方法 Ⅳ.①R161

Eat Fast Slim

All Rights Reserved

Copyright © WATKINS MEDIA LTD 2013

Text copyright © Amanda Hamilton 2013

Simplified Chinese rights arranged through CA-LINK International LLC(www.ca-link.com)

本书中文简体字版由 CA-LINK International LLC. 授权化学工业出版社独家出版发行。

未经许可,不得以任何方式复制或抄袭本书的任何部分,违者必究。

北京市版权局著作权合同登记号:01-2017-3024

中国版本图书馆 CIP 数据核字(2016)第 258255 号

责任编辑:马冰初 装帧设计:尹琳琳
责任校对:宋 玮

出版发行:化学工业出版社(北京市东城区青年湖南街 13 号 邮政编码 100011)
印 装:中煤(北京)印务有限公司
710mm×1000mm 1/16 印张12 字数113千字 2020 年 2 月北京第 1 版第 5 次印刷

购书咨询:010-64518888 售后服务:010-64518899
网 址:http://www.cip.com.cn
凡购买本书,如有缺损质量问题,本社销售中心负责调换。

定 价:68.00 元 版权所有 违者必究

改变了我一生的饮食 秘密

　　我为什么要写这本书？一句话，非写不可。其实，直到提笔之际，我都没想到自己会写这样一本书。一切都是因缘际会，阴差阳错，却庆幸最终能迈入正途。

　　当我接触并学习断食、学会利用断食的技巧、学习掌控断食带来的能量，一切都显得那么神奇，以至于我之前对饮食的认知被完全颠覆。要知道，我之前可是和大多数人一样，迫切希望了解怎样通过合理饮食以促进健康、保持体形，并为之着迷且身体力行。

　　接触断食后，我的观念被彻底改变。断食让一切变得异常简单，一切就那么发生了。这种奇妙的体验让人欲罢不能。我不能独享这种神奇的方法，我必须推而广之，让众多和我一样有健康和身材"强迫症"的人得以解脱。

　　诚然，写作的初衷来自于我个人的成功经历，但这并不代表我所倡导的断食理念不具普遍性。断食已经有数千年历史，在远古时代，它是每个人的本能，只不过现代人早已忘记。科学证明，断食能够延缓衰老、提升健康水平。它还有一个好处，即不需要任何成本，你所要花的无非是时间，而非金钱。

可以断定的是，对于我们来说，断食从没有像此时此刻般备受需要。我将在书中提供具有说服力的论断，它们都经过科学研究验证。不用担心，我不会喋喋不休，我知道养成健康的习惯有一个前提，那就是必须饶有趣味，乐趣是持续的前提。所以，科学论断只不过是例证，海量的实用性案例才是本书的主体。

初次断食时，很难寻摸出到底哪种方法最适合自己，这需要一个过程。不用担心，我会给予引导和建议，相信看完此书，你也会找到适合自身的断食方式。我知道很多人习惯以断食的时间长度，比如小时或天数来给断食分类，或者会用诸如"隔天断食"来命名，但是据我的经验，断食宜简单地分为两类，即间歇性断食（我称之为生活方式型断食）与果蔬汁断食，具体方法将在书中一一介绍。

我相信，哪怕对健康生活只有一丁点儿兴趣的人，也会看过来。断食的确行之有效，不过其中一些需要谨慎为之。因此，我在书中所重点介绍的，仅限于有科学依据且适合实际应用的断食技巧。

我还会在书中说明为什么男女应采用不同的断食方式，以及如何通过断食最大限度地减肥。还有，如何运用断食提升身心两方面的表现，以及为什么说哪怕只是细微的饮食习惯的改变也能延长寿命。

开始之前，先和大家分享一个我的小故事。毕竟，我接下来要讲的内容有关不吃，而不是吃，这听上去多少有些荒唐，尤其是出自一名职业营养师之口！

我是在一次去印度的旅行中接触并学习断食的（有关详情我将在后文中讲述），之后我便开始付诸行动。我无法解释自己所经历的巨大变化，所有一切看起来就像一场快乐的偶遇。很快，周边人都知道我断食了，但人们并没有对我侧目而视，相反我的营养诊所来了不少就诊者，很快建立起了固定的客户群。幸福来得如此突然，我知道我已经开启了一段特殊的旅程。向来敢作敢为的我，这次又大胆了一把——我辞掉了工作，放弃了稳定收入，变卖了全部家当，远赴西班牙，在安达卢西亚山坳中的一座蕞尔小镇上设立了一家果蔬汁断食静修所。

　　真的，大多数朋友都惊着了，他们认为我要么是提早步入了中年危机（那年我才 27 岁），要么是生命中出现了一个男人。两者都不是。我只是相信命运青睐勇者，我感觉自己一路追随自我梦想，已经到了强迫的地步，不达目的誓不罢休。一年后，我的断食静修所拍成纪录片上了电视，在全球 22 个国家播放，结果好得出奇。用摄制组的话来说，看过我的静修所，其余的不看也罢。如果觉得这种说法过于霸道和自负，那么看一下接下来所发生的你就会明白……

　　如今，距离当初贸然向未知领域进发已经过去十年（我也已为人妻，而且是一个重组家庭 4 个孩子的母亲），我决定写一本书，说明为什么断食如此功效卓著。利用对名下静修所巡回调研的机会，我写成了这本书。

　　一言以蔽之，以下就是学习断食改变了我人生的原因，也是我认为你应该尝试一下的理由：

● 通过断食我甩掉了最后 4.5 千克 恼人的体重，再也不需要强迫自

己计算卡路里或遵照荒谬的"潮流节食法"。

● 断食由内而外，让我更好看。一旦有东西让你感觉如此棒，就很容易坚持下去。

● 断食让我感觉情绪更可控（而且有了一点修行）。

● 断食让我的饥饿感可控。

● 自从开始断食，根据目前最为精准的测试，我的生理年龄比实际年龄要整整年轻十岁，尽管我已经生了两个孩子。我并不是在炫耀，断食就是有效！

阿曼达（Amanda）

| 轻断食， 肥胖的解药 |

"吃得多、动得少，这样不好。"营养学家不知大声疾呼了多少遍，可是情形依然如故。此外，毋庸置疑，我们摄入的食物能量比以往任何时候都要高。吃更多顿、每顿吃得更多、每顿食物的热量还更高，可想而知结果会是怎样……据统计，比起 30 年前，我们每人每天平均要多摄入整整 500 卡路里的热量，再加上日益普遍的久坐式生活方式，无怪乎我们的日常食谱简直堪称增重的良方。这种情况下，想不生病都难。

身为医生，我亲眼见过太多人深受不良生活方式的影响。在我看来，他们本不该成为病人，如今却成为我诊所里的常客。不要想当然地认为他们只是少数派，事实会让你吓一跳：如今在英国，接近 2/3 的人口都已超重，甚至达到肥胖级别，所以正常体重者才是真正的少数派。不想让正常人沦为稀缺，就应该采取行动。也许有人会认为我在夸大其词，有人甚至会觉得这些论断不过是激进的电视纪录片为了追求收视率而故意拿肥胖说事，以挑动观众敏感的神经。实际上，超重或肥胖已经是大多数人都会遭遇到的现实问题，对于全民体质及健康的影响深远而巨大。要知道，超重不只是换一个穿衣尺码那么简单，超出人体负荷的过剩脂肪其实是一个重大的危险因子，有可能导致严重的疾病，包括糖尿病、心脏病和癌症等，肥胖甚至可以危及生命。

这绝不是危言耸听。实际上，日益普遍的肥胖现象所造成的影响远不止于此。在我看来，更具杀伤力的危害隐藏在表面之下——自尊心受挫、社交能力萎缩、壮志未酬却雄心不在，这些影响同样是毁灭性的。只要不健康的生活方式还存在，肥胖导致的心理问题就会如影随形，并且以病毒的方式快速且大面积传染。

那么，我们有无对策？不要指望医疗体系、政府或者食品行业，尽管它们当仁不让有这样的义务，但归根结底，答案在我们每个人自己的身上。肥胖是一个共同的问题，解决方法却因人而异。从哪里开始？每天，我们都能听到和看到五花八门的新式健康食谱和减肥食谱，以及与之对应的运动和锻炼方式，它们都言之凿凿，宣称会改变我们的生活。也许单看其中一个，确有合理之处，但林林总总加在一起就显得有些杂乱无章了，其中甚至不乏自相矛盾之处，令人无所适从。这样的建议表面上看只是让人走了弯路，浪费了些钱，其实它还有潜在的危害：让人麻木不仁，因为我们十分听话地克制了食欲、吸收了减肥理念，可能还尝试过好几种节食方法，却没有立竿见影的效果，于是我们产生了动摇，对"专家"给予的方法生出质疑，更要命的是，对自己能否改变自我失去了信心。

针对我们的矛盾心理，作者阿曼达在本书中提供了一剂解药。

通过间歇性断食（Intermittent Fasting）以及果蔬汁断食（Juice Fasting），她找到了一种方法，我们借此可以回归原有身材，节制食物摄入，变得精力充沛，而且变得更为积极、健康、快乐。这种方式不但经过实验，而且得到了越来越多的验证，阿曼达自己及其众多就诊者，都通过这种方法获得了显著的变化。但是，与任何严谨的科学家一样，阿曼达明白单凭自身经验显然还不具备足够的说服力，所以她在书中通篇引用了有关节食的最新科学证据，使得她的结论真正可信，同时让我们所有人都对她所推荐的方法产生信心。与时下流行的诸多新式健康食谱不同，阿曼达没有夸大其词，她的节食方法实用、平衡、兼顾各方，一如她所推荐的食谱。

在书中，阿曼达表现出绝对丰富的知识与阅历。她并没有热衷于传道，与其说她企图说服我们或者让我们改变信仰，倒不如说她只是将自己所学与我们分享，为我们提供必备的信息，促使我们下定决心改变。如果我们真的愿意这样做，她又在书中提供给我们所需要的工具，将这些方法应用于日常生活中。作为一名具有求知欲、严谨的医疗保健从业者，阿曼达对我们所身处的物质世界有着清晰且实际的认识，明白我们每天所面临的挑战是什么。在我看来，这本书的出版再及时不过，我们都需要行动起来，做点什么以中和现代生活所造成的富裕和富余。正是抱着这样的初衷，我希望尽一己绵薄之力，以示推动。

琼蒂·海弗塞吉（Jonty Heaversedge）医生

执业医师，作家及广播节目主持人

|轻断食， 你适合吗？ |

最近两三年，一个新的词汇在白领人士当中非常爆红，这就是"轻断食"。

所谓轻断食，是和传统的连续断食、辟谷等相区分的。我查询了相关文献，发现轻断食的标准词汇是"间歇性断食"（intermittent fasting）。也就是说，并非连着几天不吃饭，而是有时正常吃，有时少吃。而且少吃不等于不吃，断食日的食量不低于正常时的 25%。

按目前的研究，间歇性断食包括以下几个主要类型。

1. 隔日断食法。一天正常吃，完全不限制食量；另一天食量大幅度下降，大概是正常值的 25%~50%。

2. 5∶2 轻断食法。一周当中，5 天正常吃，其余两天少吃，大概相当于正常食量的 25%~30%。不过这两天断食日并不连续，比如设定周六和周三是断食日。也可以 6∶1 轻断食，就是说，6 天正常吃，只有一天少吃。

3. 每月 2 ～ 5 天果蔬汁断食法。在 1 个月的时间中，只选 2 ～ 5 天断食，而且这 3 天是不连续的。断食日只喝 5 杯果蔬汁和 1 碗蔬菜汤，完全不吃鱼肉蛋奶和白米白面。每日热量在 300 ～ 500 千卡。

4. 16：8 日内断食法。穆斯林教徒在斋月中，每天日出到日落的期间是不能吃饭的，一定要到日落之后才能进食。这样，每天大概有 12 ～ 16 小时不吃东西，由此发展为 16：8 断食法，即在 1 天的 16 小时中不吃东西，其余 8 小时中正常饮食。

相比于传统的每天都要少吃东西的节食法，轻断食显得比较好操作。因为很多需要减肥的人日常工作生活很繁忙，又不太了解食物的热量值，会感觉每天计算热量很麻烦，很难确定减肥的时候到底要吃多少东西才合适，总是处于纠结状态。

相比而言，轻断食就比较简单了。平日该怎么吃还怎么吃，只是每周设定 1 ～ 2 天断食日，或每月设定 3 天断食日，就可以了。想到第二天就能随心所欲地吃，就算一天饿着，也比较容易忍受。

研究数据表明，对于原来存在肥胖、高血脂、内脏脂肪含量过高等症状的人来说，采用间歇性断食的方式有利于降低体重、缩小腰围、降低内脏脂肪含量、降低过高的血胆固醇含量。虽然系统综述表明，间歇性断食在短期之内不能有效降低血糖，但能够降低胰岛素水平，提升胰岛素敏感性，所以对于预防心脑血管疾病和糖尿病都是有益的。还有一些研究表明，断食期间的饥饿状态能够促进细胞自噬作用，提高神经系统的敏感性，对降低身体炎症反应、延缓大脑衰老可能是有帮助的。

所以，轻断食方法比较适合那些肌肉较壮、身体超重、腰围过大、血脂升高、胰岛素敏感性下降，日常食量偏大，蛋白质和脂肪食物摄入偏多，控制食量能力差，工作特别忙，没时间细致调整日常饮食的人。比较有趣的是，对多项研究结果进行分析发现，提升胰岛素敏感性、改善血脂等健康效果，似乎和断食的次数并没有什么关系。只与断食日的热量摄入有关。如果断食日的食量能够降到日常食量的 30% 以下，隔日断食也好，每周 2 次断食也好，效果都差不多。

阿曼达·汉密尔顿这本书，除了介绍断食的好处、几种相关方法和注意事项，还讲到了改善健康的一些相关知识，并把放松、冥想等一些身心调整的方法结合到其中。

书中的内容让人们知道，断食不是简单的让人忍饥挨饿，而是改变生活方式的一种契机，也是和身体交流的一种方式。作者非常体贴地告诉人们，断食之前需要做好各种准备，给自己创造一个健康、安详的环境，要清理掉屋里的各种不健康食物，要睡好觉，调整情绪，树立合理的目标。甚至，还要调整自己的人际交往环境，使自己拥有更多掌控情绪的正能量。

和其他一概而论的断食书不同，本书的作者是女性，在书中考虑到了性别差异。女性的月经周期过程中，食欲和体重也会发生相应变化。经前几天食欲上升，经期前两三天身体疲劳沉重，不适合进行断食。而到月经即将结束的时候，体能上升，身体轻盈，食欲下降，才可以考虑采用轻断食方法。如果有明显影响月经的效果，则要及时停止断食。

书中还提到，间歇性断食的方法并非人人适合。有一部分人使用了这个方法之后，可能带来不良的健康影响。根据书里的内容，加上我个人的意见，将不适宜断食的情况列举如下。

——备孕女性。由于断食法会造成生育相关激素水平下降，甚至会使身体暂时关闭排卵、月经功能，因此谋求怀孕的女性不适合使用这类方法。

——孕妇和哺乳妈妈。由于断食法会影响生育相关激素水平，也会降低多种营养素的摄入量，对胎儿发育和乳汁分泌量可能带来影响。

——因节食减肥而闭经的人。长期节食减肥会造成营养不良，并使身体中女性激素水平下降。此时需要给身体补充营养，稳定热量供应，而不是让身体感觉到营养素供应得不到保障。

——瘦弱营养不良者。断食可能造成血糖水平下降，消耗肌肉，因此不适合瘦弱者和低血糖患者。对营养不良者也是雪上加霜。

——糖尿病患者和低血糖患者。血糖控制能力低下的人，在断食期间容易发生低血糖状况，而血糖低到一定程度就会损伤大脑，而且容易出现意外伤害，非常危险。这类人群必须按时进餐，数量均匀。

——胃炎、胃溃疡等胃部疾病患者。饥饿会影响胃液分泌节奏，容易引起胃酸过多和胃动力下降。所以已经患上胃病的人最好不采用这种方法，而应当按时按量进餐，避免过度饥饿。

——慢性结肠炎、肠易激综合征等疾病患者。患慢性肠道炎症的人消化吸收能力下降，通常是瘦弱营养不良者。应当少量多餐，补充营养，促进肠道组织的修复。除非有专业人员指导和医疗监护，否则不适合采用断食法。

——暴食症、贪食症、厌食症等食欲控制异常的人群。所有造成明显饥饿感的饮食方式都会刺激人体的食欲，在恢复饮食之后极易出现食欲暴涨、进食量失去控制的情况，所谓饥不择食。所以，有暴食倾向的人要远离此法。厌食症患者要设法每天多次补充食物，更不能采用断食方法。

书中也提到，肝肾功能障碍患者、癌症患者、癫痫患者、精神疾病患者，以及其他医生认为不适合进行断食的人群，都不要贸然尝试各种断食法。抑郁症患者也不适合这类方法，因为饥饿状态可能会加重心理敏感和不良情绪。如果在断食期间发生任何不适感觉，都要及时求医或咨询健康专家，并及时中止断食，补充必要的营养成分。

此外，轻断食主要的意义是改善健康指标，而不是快速减肥，更不是局部塑形。它的瘦身速度并不比传统的减热量饮食方法更快。原来是梨形身材的人，经过轻断食之后，体型不会改变，臀部和大腿并不会明显变瘦。想局部塑形，还是只能靠个体化指导的健身运动。

书中还提示了断食期间的运动忠告，刚开始断食的第一周不适合运动，以后逐渐进行强度较小的瑜伽、散步等运动。我也提示减肥的女性，要避免饥饿状态下大量运动带来低血糖、疲劳、抵抗力下降和肌肉损伤的问题，长期而言甚至可能造成月经紊乱。

比较令人高兴的是，作者还提示人们，在接受轻断食方式的时候，不要只考虑不吃和少吃，还要考虑如何提升食物的营养品质，让身体尽量减少营养不良的风险。即便在不断食的日子中，也要摄入高饱腹感的食物及低血糖反应的碳水化合物，让食物有较多的膳食纤维、较大的体积和较低的能量密度。日常膳食中要避免添加精制糖的食物，避免酒精。要选择少油的烹调方式，还要用较小的盘子来盛放食品，把一份食物的数量减少。此外，吃饱就立刻停下，坚决避免"收盘子"。

这些有利于长期保持合理体重的健康饮食建议，我也曾不厌其烦地多次撰文与读者分享。正因为我本人多年坚持这些原则，才能在 50 岁的年龄保持没有过多赘肉的身材，尽管我母亲在同样年龄时比我重 15 千克。

本书给出了断食计划的食谱，可以此作为参考，也可以从食材类型和搭配比例中得到启发。

总之，这本《轻断食减肥计划》作为一本语言流畅、操作性强的书，可以帮助人们对健康的断食方式加以了解。具体是否需要尝试断食方法，或者选择什么类型的断食方法则因个人具体情况而异。即便不进行断食操作，至少也可以从书中得到一些身心改善和生活方式调整的启示。

读完之后，又一次感受到，无论什么书，无论哪位专家，所提倡的健康的生活方式，总是在大原则方面保持一致的：吃新鲜天然的食物，避免高度加工食品，远离过多的油、糖、盐、酒类，吃低血糖反应的主食，控制自己食不过量，经常做适当的运动，放松身心，减轻压力，保证睡眠，保持情绪上的宁静和谐以及正能量。祝愿每个人都能做到上述这些要点，收获健康与幸福。

中国农业大学食品学院营养与食品安全

系副教授、食品科学博士

范志红

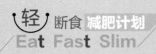

• • • • • • • • • • • • • • • • • • •

Chaper 1

第一章

断食的科学探索

目录 CONTENT

Chaper 2

第二章

————

断食带你进入健康禅境

Chaper 3

第三章

让断食融入生活

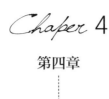

Chaper 4

第四章

行动起来，马上开始断食计划

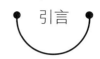

断食，是一种奇妙的感受

对于我们中的许多人来说，断食是件想都不会想的事——食物到处都是，怎么可能断？就拿现在来说，你一边看书，一边看到茶几上堆放着零食。你有可能在家，也有可能正坐在咖啡馆里，捧一杯香浓的拿铁，配一块酥脆的松饼。我和你们一样，同样爱好美食。正因如此，我即将推荐的断食与美食并不冲突。书中所倡导的断食理念，并不是要各位忍痛割爱，更不是让大家禁食。断食不等同于清心寡欲，更不是号召大家做苦行僧。另一方面，断食也不同于时下无孔不入的健康食谱和减肥套餐，断食没有任何副作用，它所带来的是自然和内在的提升。断食顺应身体而为，其宗旨同样是达到天人合一的和谐状态。

我是如何成为一名轻断食推广者的？我本是一名营养医师。一个偶然的机会，受邀来到喜马拉雅山，参加一次冥想活动。冥想并没有让我进入状态，相反我喜欢上了周边的瑜伽师。我一直很喜欢瑜伽，喜欢它所追求的清静的内心世界。我不只羡慕瑜伽习练者柔韧的身体，还欣赏他们的定力、自信和从容。还有，他们看起来都那么年轻、神采奕奕。

瑜伽有什么奥秘？如果能像他们一样，我将上下求索，在所不惜。我还没有成家立业，没有要赡养的父母，没有孩子需要照顾，最重要的是，我拥有一颗年轻的心，年轻到不需要担心工作和考虑责任。于是我放弃了营养医师的稳定收入，变卖了所有家当——我要给自己放一个假，我都那么大了，还没有经历过轮空年❶呢，是时候弥补一下了。我来到一家修行处，计划在那里学习瑜伽。我的目标是拥有柔软纤细的身材，可是却误打误撞发现了一个宝藏——它是最简单的技巧，也是最有效的健康手段；它即将伴随我一生，成为我的终生课程；它培育了我的身心，让我获得新生。它就是轻断食。

世上有很多东西有着不可思议的妙处，比如瑜伽，比如断食。与瑜伽一样，断食同样源远流长，在全球范围内大多数主要宗教信仰中，都能找到有关断食的记述。比如伊斯兰教的斋月就是一种断食，中国道家主张的辟谷也是。不过，话说回来，我的断食养生法与宗教无关。

今天，在我们看来，断食似乎是有些离经叛道的，因为它挑战了一日三餐的金科玉律。可是，对于旧石器时代的人类先祖来说，断食就是一种生活方式，无论是主动的还是被动的。实际上，断食可以让人思维敏捷、身轻如燕。

这是一种奇妙的感受。断食不仅能让人活得更长，还让人活得更有质量。毫无疑问，断食是一种很好的减肥方式，还能帮助你塑形。但是，你会发现断食最大的功效在于它对内心的影响，它能帮助身体内在更好地发挥作用。比如，断食具备抗衰老功效。研究证明，断食能够起到深

---

❶ 轮空年（gap year），指毕业后先不工作，用一年的时间到处旅行，取得实际经验。

入细胞层面的抗衰老作用,而只有细胞层面的改善,才是真正靠谱的"逆生长"。这是因为断食给了身体足够的休整时间,让它得以完成搁置已久的"任务列表"。断食做的是减法,而不是加法,它减轻了身体负担,争取到了更多的调理时间,帮助你真正由内而外散发内在光彩。

断食那么好,是不是操作起来很麻烦,或者很难坚持? 完全不必顾虑,断食不但简单,而且百试不爽。我并没有夸大其词。事实上我们每个人都在断食。早餐(breakfast)一词从字面上解释,就是打破断食的意思,它打破的是过去约 12 小时的连续断食。晚饭和第二天早饭前就是一种断食,如果有人出于各种原因不吃早饭,实际上又将断食的时间加以延长。先不谈不吃早饭的利弊,至少很多人"坚持"不吃早饭,也不见得是很难做到的事情。所以,断食并不复杂,也不需要十二分的毅力才能坚持。更不用说,当你了解或者尝到断食的甜头后,简直就是欲罢不能了——如果你合理断食(有好几种断食模式可供选择,读完本书后相信你会找到最适合你的一种),就会最终摆脱无穷无尽的减肥又反弹的怪圈,再也不用成为节食的奴隶,将任何新近涌现的减肥餐视为救命稻草。我了解这种痛苦,因为我本人就曾追随过减肥套餐。我知道最终解脱的感觉有多好。

断食比其他减肥法更加淳朴自然

我敢说,在我看来,断食代表着减肥的未来。任何资深节食者都会明白,天花乱坠的广告和明星效应的背后,众多所谓潮流节食法完全经不起推敲,追随这些方法既不明智也不实用。

这些减肥法有一个共同点,也是它们的基石,那就是长时间限制热量摄入。但是，采用这种方法却容易造成体重增加。除了这个副作用，许多减肥方案、减肥套餐都出于商业目的，这样的食谱中往往不含什么营养，往好了说是营养不良，往坏了说就是危及健康。知道吗？全球最大的减肥食品公司恰恰由一家甜点公司所拥有，多么具有讽刺意味。这说明减肥食品行业确实应该重新洗牌了，而消费者也到了对各种减肥套餐说"不"的时候了。

断食则不然。尽管从根本上来说，通过断食减肥也与营养控制有关，但它不会让人牺牲营养。相反，它主张必须吃得好。道理很简单，既然你吃得少了，为何不吃得好一点？正如之前所说，断食不是让你寂寞难耐、痛苦不堪。套用时下流行的说法，减肥也应该是快乐的。因此，当你断食时，并不会减少主要食物诸如碳水化合物或必需脂肪的摄入。具体吃什么、怎么吃，你可以随着内容深入在本书中寻找。书中搜罗了大量实用又美味的菜谱，其根本目的在于，相信断食是种养生法，甚至可以将其视为食疗养生，而不是简单机械地掰着手指数还有几个小时可以解禁，或者绞尽脑汁计算每顿摄入的卡路里有多少。

如果我说的没错，断食将成为下一个养生亮点。实际上，作为一种全球性潮流，断食已经开始在世界各地快速流行开来。我在本书中所描述的断食，没有诡计，只有真理；没有广告宣传，只有真实案例。不过，在此之前，请先随我一同浏览一下有关断食有益减肥、有助长寿和提升机能的科学依据吧。

我还在书中提供了很多建议，每条建议都扎实实用。此外，我在研究中发现，为达到最佳效果，男女间所采用的断食技巧应有些许差别，如果你试图利用断食提升身体机能，那么方式方法上还将再有区别。总而言之，科学是最好的指示牌，我所提供的一切都力图经过科学验证，毕竟我们每个人都是独一无二的，适合他人的不 定适合你，从生物学、生理和情感上来说都是如此。

我还要说，尽管科学已经取得了巨大的进步，我们仍然在面对一些无法解释的现象，它们是目前的科学，确切来说，是营养学所无法企及的，我只能说这是人类自身结构的奇妙所在。对此，我们将本着实事求是的态度，通过断食让你感觉更快乐、身心更一致。断食，比其他任何营养计划或减肥套餐都更能帮助你重新设定自身态度，向着身心两方面同时提升的诱人目标进发，最终体验一种重生的感觉。但是，如何将理论化为行动，如何取得效果将是你自己的工作，也只能是你自己的工作，因为你自己才是最终的实施者。

对于断食的科学研究

对于断食的科学研究主要集中在隔日断食及延长断食期这两个领域，且大多数科学研究的对象是动物而不是人——主要是因为无来由地让人挨饿被认为是不人道的！尽管如此，有关断食益处的证据就在那里，它就是令人无法抗拒，就是令人激动，值得你花上几分钟的时间关注（与此同时我还会揭穿一些减肥套餐的实质）。

下面是一些来自断食的科研亮点，我们将在接下来的章节中进一步探索。

断食帮你解决最后一块赘肉

● 断食对减肥的帮助主要体现在对饥饿感的控制上。研究发现，间歇性断食有助将饥饿置于控制之下。科学家揭示，部分原因是断食对人体的饥饿激素会产生影响，部分原因是通过断食能够了解到生理性饥饿与情绪性饥饿实际上是有区别的，前者是真饿，后者主要是馋不是饿。

● 有没有人告诉你，有规律地进餐能够提升新陈代谢速率？忘掉这种说法。研究显示，体重超标者往往有频繁小幅进食的习惯，反过来说，频繁小幅进食也有可能导致增重。

● 对于减肥，断食和常规节食法效果相当，但有可能更容易坚持、降低新陈代谢速率的可能性更小。也就是说，如果你想解决最后一块顽固的赘肉，断食是理想的选择。

● 对付腹部脂肪，短期断食可能比长期断食效果更好。

断食帮助改善炎症

● 断食，尤其结合减少蛋白质摄入的饮食方式，能够起到类似给身体进行大扫除的作用，其原理是启动了人体一种自我吞噬的细胞机制，同时降低了一种叫作类胰岛素生长因子（IGF-1）的激素含量，这种物质能够使细胞生长不受控制。

● 有规律的果蔬汁断食有望产生抗衰老作用。是的，你可以得到这样的好处，而且不需要完全禁食。

● 无论你选择哪种断食模式，都有助于消炎。对于湿疹、哮喘和风湿病患者，这尤其是一条好消息。

● 很多人认为含糖食物有益大脑，但这种说法并不准确。断食有助于成年人更好地集中注意力，还能帮助大脑生成新的细胞。

断食分男女

● 断食对于控制血糖的影响男女有别。研究显示，断食能够提升男性对于血糖的控制力，但对于女性可能并没太多作用。

● 大多数女性都有这样的经历，在月经来临前一周改变健康习惯，无论是锻炼还是饮食模式，都比较困难。对此我的建议是本周随意，爱干什么就干什么，这样做，不但自己高兴，家人也会因此而受益（少忍受一点你的脾气）。

● 对于女性而言，尝试断食的最佳时机是经期结束后几天。一旦你养成习惯，断食还有助于缓解因经前综合征而产生的胃口大开。

● 谈到断食对于月经周期的整体影响，到目前为止，只有动物实验的结果可供参考，对于人体可能产生的影响尚不明确。然而，通常来说，任何饮食方面的整体改善都会在一定程度上有助于缓解经期症状，所以务必关注这段时间到底吃了什么、没吃什么。一旦留意到任何不良变化，比如体重下降过多导致月经不正常，应立即停止断食。

断食不耽误健身

● 在力量训练的同时断食，能够帮助健身达人塑造肌肉。

● 如果你钟情于有氧运动，一边断食一边训练有助于身体更好地动用体内脂肪储存，更有效地燃脂。不过话说回来，空腹跑步并不是什么好主意，原因将在后文中说明。

● 还是那句话，男女有别。研究显示，男性在餐前锻炼更利于塑造肌肉，而女性则餐后运动效果更佳。

如何使用本书

本书共分为四部分，包括一个关于断食历史与科学研究的概览。本书的主体、也是最重要的部分，当属大量的实用信息。通过这些信息和指引，你可以有效地尝试断食，让断食起到应有的作用。无论你只是对断食稍感兴趣，还是会考虑亲身尝试，或者作为定期断食者希望得到更多理论和支持，都能在书中找到答案。

断食的奥秘、科学依据及不可思议的益处

这一部分我们将探索有关断食的科学依据，说明断食所带来的不可思议的身心益处，包括我个人的亲身经历，以及其他断食者成功利用断食增进健康、减肥，或者改善体形的励志故事。你可以一口气读完，也可以按照目录分门别类，寻找你感兴趣的话题。

让断食为我所用

　　适合的才是最好的。在这部分内容中，你可以学到如何让断食适合你的个人体质、适合你的生活方式。我还在这部分中列出了开始断食前必须考虑的事宜。我会帮助你选择并确定一种最为适合的断食模式，比如短期果蔬汁断食模式、每周两天低热量摄入的断食模式，或者每天跳过一餐的断食模式等。除此之外，我还将告诉大家断食前应怎样调整心态，因为只有调整到最佳状态，才能让断食起到最大作用，同时避免伤害。

断食的前提是吃得更好

　　这是书中最为实用和实际的部分。我会提供大量有关锻炼和营养的知识与信息。毕竟，通篇我都在表达一个最为重要的概念，那就是不断食的日子一定要吃好，断食的日子才会更好受，断食的效果才会更显著。此外，我还将详细说明初次断食会经历哪些变化，可能遇到哪些问题，以及什么时候不适合断食等。

为断食制订计划和营养食谱

　　最后一部分包括为断食制订的每日计划及美味营养食谱，合理制订的计划，以及营养均衡又兼顾口味的膳食让断食变得轻而易举！

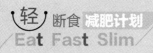

Chaper 1

第一章

断食的科学探索

· · · · · · · · · · · · · · · · ·

从古希腊、古印度盛行至今的断食

断食比传统节食更科学、更减肥

断食不仅抗衰老，还帮助身体自我修复

断食不仅强体，而且健脑，能充分调动你的潜能

第一节
从古希腊、古印度盛行至今的断食

断食的历史

简单来说，断食指延长两餐间的时间。很简单，对吗？实际上，断食是人类的本能，人类自步入这个星球起就已经开始了断食。不是吗？我们在舒适的住宅里坐等外卖上门，或者走出大门不出 10 分钟就能碰到各式风味的饭店和小吃店，但这种 24 小时的进食机会不过是近年来才出现的，它完全拜现代生活所赐，在此之前，有上顿没下顿才是常态。所以，挨饿既是天性，也是本能。

食物越丰盛、获取越容易，我们就越讲究吃喝。所谓"食不厌精，脍不厌细"。我们对吃喝有着无穷的兴趣和欲望，无论身处饥荒年代还是温饱小康时代。可以说，有关美食的话题再怎么重复都不为过。正是出于这种原因，营养学应运而生。通过营养知识，我们了解到身体和头脑如何工作，明白补充营养的重要性。与之对应的是，营养疗法也走上前台，均衡饮食和少食多餐的理念大行其道。本书所要讲的断食可以归纳到营养学范畴，但它与健康食谱、减肥套餐等有着很大的区别。确切来说，尽管与其他古老养生法一样，也在当今社会的背景下屡屡被披上时尚潮流的外衣，但断食倡导的是回归本性。

古希腊

古希腊人是断食的忠实信奉者。古希腊思想家毕达哥拉斯（约公元前 575 ～公元前 495）有一个怪僻，如果他的学生不达标，他就不会教。他的标准是要求学生通过断食自我"净化"，只有这样才能取得继续在他门下深造的资格。大哲学家柏拉图（约公元前 427 ～公元前 347）也断食，他说断食是为了让思维更敏捷，让身体更灵活。柏拉图的学生亚里士多德（约公元前 384 ～公元前 322）同样也是断食追随者。

现代医学奠基者之一希波克拉底（约公元前 460 ～公元前 370）认识到，断食对于减轻体重很重要：

"……那些期望减轻体重的人应该在进食前从事繁重的劳动。应该在劳累后再吃饭，最好是仍然疲惫不堪时。另外，他们应该每天只吃一顿。"

他同时观察到：

"人人体内都有一个医生；我们所做的不过是帮助他发挥作用。每个人体内天生的修复力是恢复健康最好的能力。食物应成为我们的药物。但是，生病的时候吃等于喂养疾病。"

希波克拉底认为，大多数疾病的成因是"自动中毒"，而断食给了身体休息的机会，使之自动重启——换句话说，断食让消化器官得到了迫切需要的休息，从而促进恢复。对于急性发作的疾病或发热，他的处方是严格禁食,最多喝一点水或药茶,或者非常少量的果蔬汁"清洁剂"。另一名古希腊医生加伦（约 130 ~ 210）也主张给他的病人禁食。哲学家普鲁塔克（约 46 ~ 120）也有着相似的观点:

"与其吃药,不如禁食一天。"

印度传统医学

印度草医学是印度的传统医学,已经在印度风行了 2500 年。印度草医学教导人们,轻度禁食有利刺激产生消化之"火"（梵文写作 agni）,更有效燃烧身体燃料,且排出毒素（ama）更少。印度草医学认为断食是种有效的方式,能够清除身心累积的毒素,让身体更干净并提升能量。印度式断食的方法是:每周断食一次,只喝不含盐分的饮料,比如新鲜蔬菜汁、清水、掺水和莳萝的酸奶,或者用生姜等香料煮沸的牛奶。

与遍布欧美温泉的果蔬汁断食静修所相似,印度式断食也时常结合排毒疗程（panchakarma）,根据个人体质、年龄、健康状况、免疫力及其他多种因素,制订辅助性疗法。尽管果蔬汁静修所和塑形师宣称断食科学为其原创,但很多理念和做法无疑借鉴了印度草医学。新近涌现出的自然健康、自然护理以及自然疗法等领域,都使用断食作为核心修复手段。

这些治愈手段,古老的也好,现代的也好,都有一个共同点——倡导身体自愈,而不是依靠药物或者其他介入治疗以治愈疾病,并促使身体产生积极变化。在德国,断食甚至被称为"唤醒内在的医生"。我们将在书中引用大量历史和新近涌现出的研究资料,来描述断食作为治疗手段和医疗干预的价值与效益。

学习自然疗法所花的时间，可能像学习某种传统疗法一样长。比如，在印度，受训成为一名印度草医学医生需要 5 年的学习时间，这与在英国成为医生的时间一样长。可喜的是，如今在美国，自然疗法医师也有资格获得医生资质了。

断食风行当今社会

任何一股美体或美容潮流，最先对其关注的往往是明星和名流，断食也不例外。为此，针对全球范围内最知名的明星训练师或私人健身教练，我开展了一项调查研究，询问他们是否为自己的明星客户推荐使用断食法。

从哪儿开始呢？让我想想我最羡慕哪位明星的身材？就从采访格温·史蒂芬妮（Gwen Stefani）的私人教练开始吧。众所周知，格温从不隐瞒她的身材来自刻苦训练。这是一个很好的正面教材，尤其对于生了孩子的女性来说。你看，身为两个孩子的母亲，格温的腹肌堪称惊人，令我心生敬意。于是，我辗转找到了她的私人教练迈克·希特利（Mike Heatlie）。作为私人教练，迈克的履历可谓异常光鲜，他手握三个文凭，其中有两个硕士学位，分别是运动训练医学和科学专业以及力量和调理专业。让我们听听他是怎么说的：

"大多数明星，包括格温·史蒂芬妮在内，为了塑造和保持身材，训练都非常刻苦，甚至到了不惜代价的地步。可以说，格温是我所调教过的最刻苦的明星客户。结果大家有目共睹。我敢说，如果人们知道她所付出的努力有多大、坚持有多难，一定会说'这种方式不适合我'。我所教过的其他明星还有'007'丹尼·克莱格（Daniel Craig）、'金刚狼'休·杰克曼（Hugh Jackman）以及希拉里·斯万克（Hilary Swank）等，他们都是通过纯粹的刻苦训练而获得迷人体格或体形的。当然，训练师应该起到自己的作用，但归根结底需要自己努力，包括训练和合理膳食。

谈到合理膳食，我为他们设计了间歇性断食，尤其是当他们或其他客户要求减掉最后 2 ~ 4.5 千克顽固体重，或者意在去除顽固性脂肪的时候。我有一个客户每逢周三断食。这一天她只喝水、绿茶，最多补充一些氨基酸，这些就是全部，没有其他摄入。结果非常好，这种方法很适合她。断食有很多种方式，每个人都可以从中选择，找出最适合自己的一种。不过，断食需要具备持续性，最好能够融入日常生活，这样才能持久，并取得最好的效果。"

如果你还认为断食只不过是另一种流星般的节食时尚，来得快去得疾，那么再想一想。就像我在前文中提到的，我预言断食不仅将成为下一个全球性的健康潮流，还将一直持续下去。从专业角度解读，一项技术如果不需要牺牲健康就能取得成果，一定会让人感到靠谱，让人舒心又自在。开展断食，你不需要花半毛钱，却能得到一切。

第二节
断食比传统节食更科学、更减肥

有关脂肪和减肥的真相

当今世界，在那些食物充足的国家，人们已经习惯了经常"啃食"，很少认真坐下来正正经经地吃一顿饭，而是匆匆忙忙挑选一些高热量、高脂肪、高糖分的食物快速填饱肚子，而且一整天都是如此。我们已经忘记真正的饥饿是什么样子了。

不幸的是，大多数人注定要发胖。这是我们自己设计的结果，原因归根结底在于人类的进化。回到遥远和昏暗的过去，那时候食物短缺，我们的先祖三天两头吃不饱，或者饱一顿饿两顿。在漫长的历史中，为了适应环境，人类进化出了一种功能，将绝大多数脂肪储存在体内。只有这样，才能确保生存。

上个世纪开展的多项研究结果证实，对于人类来说，延长挨饿时间远不如高体脂危险。实际上，体重越大，采取断食就越有可能导致实实在在的减肥，而且减去的是脂肪而不是肌肉。相反，越是苗条（就像我们的远祖），就越有可能通过极端的断食方式分解肌肉。

人们习惯于怪罪自身基因，认为自己难以减肥是因为"天生新陈代谢缓慢"，或者"骨架大"，但实际情况又如何？事情远比想象的复杂。人类在进化过程中学会储存脂肪固然受到基因的影响，但还和其他众多因素有关，绝对不只是新陈代谢速率慢那么简单，比如还和胃口大小、好动程度有关。

脂肪细胞的种类

腹部脂肪（又称内脏脂肪）位于体内深处，围绕着内脏分布。与之对应的是，皮下脂肪紧贴皮肤表面分布，它们就位于皮肤下面，用手捏一下就能感觉到。也许你认为，有点肚子没什么大不了，甚至还认为这样才够富态，甚至还有点威仪。可是，无论是好听的"将军肚"还是俗称的"啤酒肚"，都不是什么好征兆，因为近年来的研究发现，相对于大腿和臀部堆积脂肪，腹部剩余脂肪会增加患糖尿病、心脏病、脑卒中、高血压病甚至某些癌症的风险。研究人员已经发现，相比体内其他脂肪，腹部脂肪的细胞更具生物活性，意味着这部分脂肪会产生更多激素及其他生化物质，从而对健康产生深远影响。例如，腹部脂肪能够生成细胞因子——一种免疫系统的化学物质，研究显示它会增加患心血管疾病的风险，原因是它会引发胰岛素抵抗并造成轻度发炎。

为什么有的人天生苗条

近年来有研究显示，天生苗条者的确存在，他们拥有基因优势，更容易避免体重增加。研究发现，不是上天赋予他们更快的新陈代谢速率，而是他们更能调节自己的胃口，在自己都没有意识到的情况下燃烧过剩卡路里。

对苗条者而言，食物就是食物

身材苗条者同样钟情十食物，这一点毫无疑问。区别在于，对食物他们并没有强烈的情感寄托和关联，换句话说他们不会沉溺其中。对他们来说，食物谈不上好和坏，也谈不上好吃或难吃，食物就是食物而已。由此，当体形苗条者将一块蛋糕随机塞入口中，或者在晚餐时加一包薯条，都不会产生负罪感。

苗条的人可以吃一口就放下

天生苗条朋友还有一种本领，当他们接触到容易使人上瘾的食物，比如薯条、爆米花时，可以吃一口就放下，绝不贪恋。我们则不然，通常都会无法克制，一直吃到只剩空盘为止。相信我们中的很多人都有类似的感觉："我又破戒了，怎么办呢？"一阵懊悔过后，十有八九答案会是这样，我们自我安慰并保证："反正今天已经毁了，还是从明天开始吧，现在不如把剩下的都吃完。"在这一点上苗条朋友与我们不同，也许这就是他们能够保持苗条的原因。研究显示，他们不会产生类似这种"要么不吃，要么全吃"的走极端的想法，而这种想法在资深节食者中相当常见。

苗条的人能够区分饥饿和食欲

人体控制自身食欲的机制相当复杂，研究显示，天生苗条者对和生理因素不相关联的食欲具备更强抵抗力。这句话如何解释？这意味着他们只在身体需要营养的时候吃，而不是在大脑引诱他们感到饥饿时吃。与之形成对比的是，天生的易增重者在受到食物诱惑时，就会产生生理性饥饿，即便身体并不需要这些热量。

苗条的人更会消耗

有一种理论认为，我们的体重有一个临界点（身体试图维持的一个自然体重）。当天生苗条者过度进食，他们很有可能会通过下意识地多动来抵消摄入的热量。不一定是去健身房，他们可能会不自觉地增加活动量，包括打扫房间、用步行代替坐车等。而对于大多数人来说，过度进食后并没有补救措施，而是在接下来的几个小时内窝在沙发里！

苗条的人睡眠充足

研究人员对每晚睡眠不足 4 小时者进行了连续几晚的跟踪分析，结果发现他们体内引起食欲的荷尔蒙发生了变化，其中对于甜品、咸味小吃以及富含脂肪和淀粉食物的食欲有所增强。通过延长睡眠时间，我们天生苗条的朋友发现，小吃对自己的诱惑力不再那么强了。对此相关研究人员总结了一份长达 65 页的报告，详细阐述了每晚不足 6 小时睡眠与体重增加之间的关联。来自华威大学的研究人员还对所有睡眠与肥胖之间的关联进行了分析，结果发现每晚睡眠不足 5 小时的成年人，肥胖比例是睡眠充足者的 2.5 倍！

影响体重的其他因素

归根结底，体重增加源自这样一个事实，那就是我们摄入的热量大于消耗的热量。假以时日，就会导致体重增长。但是，对付这种情况远不是减少热量摄入那么简单。我们摄入的食物质量同等重要。不幸的是，我们平时触手可及的食物，多半富含糖分或精制碳水化合物，比如含糖饮料或咖啡店里的美味小吃。它们吃起来很方便，所以人们不知不觉就会吃得过多。了解了这些，我们就可以有意识地将之代以富含营养的食物，比如富含瘦肉蛋白的食物、绿叶菜，甚至含有健康脂肪的坚果和鱼类。我向你保证，这些食物能够让你感觉饱胀，所以会大大降低因抵御不住诱惑而过度进食的可能性。

揭开表面，深入探索问题同样重要，包括分析哪些习惯可能导致体重问题，比如压力、情绪性进食或化学热量等，它们都可能成为你体内的引爆点。不健康的进食习惯可能意味着你没有摄入足够的维生素、矿物质和必需脂肪，身体需要这些营养素才能正常发挥功能。还有，许多流行的减肥餐并没有做到营养均衡，造成身体缺乏所需的关键营养素。

从基本层面上来说，这些问题让你难以坚持节食，尤其是那些大幅减少卡路里摄入的减肥套餐。如果身体没有获得必需的营养，就会出现烦躁、抑郁等状况，甚至影响大脑功能，所有这些都将不可避免地动摇你坚持节食的决心。当你最终放弃，很快就会反弹到之前的体重，而且很有可能反弹过头。这是因为，当你体重降低后，新陈代谢速率自然而然会有所下降——这个话题我们很快就会详细讲解。

压力与肥胖

压力与体重增加之间的关联从体内微小的腺体肾上腺开始。肾上腺的基本任务是"身体总动员"，以应对紧张局面或重要时刻，比如考试前夕、上场比赛前，或者上台献歌一首前。伴随着肾上腺素及其他激素含量的提升，你会感觉到心跳加快、血压上升，一种大场面即将来临的兴奋和紧张。

当今社会，人们太容易身处压力之下，手机一响，让人不由自主紧张；手机不响，又让人心神不宁。迫在眉睫的截止期、客户突如其来的电子邮件，以及现代生活的多重挑战和快节奏，使得我们活在持续受压的状态之下。如果说以前也有压力，但从前慢，偶尔的紧张过后便是充分的休息。如今休息已成为奢望，因此，我们只能无奈地处于持续性的压力和紧张之下，承受着工作过量和营养不足（暴饮暴食并不能带来营养），加上暴露在恶化的环境之下，令我们无从解脱。

我们身体或者头脑每遭遇一种挑战，都会启动肾上腺，促使肾上腺素分泌，从而导致高度紧张。与此同时，体内分泌大量皮质醇。皮质醇被称为"压力激素"，会提高血压、血糖水平并产生免疫抑制作用，从而导致一系列健康问题，包括腹部脂肪顽固性堆积。压力和过量肾上腺素还会造成其他影响，比如消化问题、快速衰老、免疫力下降以及皮肤问题等。

有时候，压力并非真正来自生活，而是我们通过饮食自我施加的。拿咖啡因举例，我们都不会对它的提神作用感到陌生。许多产品的宣传甚至完全基于咖啡因的能量补充作用。遗憾的是，这不是真正的能量补给。一杯咖啡下肚，我们所经历的感觉实际上是由肾上腺素涌现所造成的。摄入咖啡因会让体内肾上腺素飙升。可是当肾上腺遭遇频繁刺激，反应会越来越麻木，最终导致体内储存脂肪（包括蛋白质和碳水化合物）转化为能量的过程减速。当这种能量供应断档后，我们身体和大脑解读为需要再度刺激，于是就又来了一杯咖啡、一杯浓茶、一罐可乐或者其他含咖啡因的饮料。也许你习惯了咖啡，一杯又一杯也不会醉，但要知道，除咖啡因外，一杯咖啡还含有可观的牛奶、糖或糖浆，这可是一笔不小的热量摄入，更不用说伴随着咖啡的还有无所不在的点心！

胰岛素抵抗和酒精的影响

当体内碳水化合物超载（这在当今典型的饮食方式中尤为常见），身体不得不分泌更多胰岛素以应对。碳水化合物需要分解成葡萄糖分子，而胰岛素就是关键，使得葡萄糖进入细胞利用为能量。但是，体内胰岛素长时间过剩，细胞对于糖分的进入就会不甚敏感，从而妨碍身体将葡萄糖转化成能量。不但如此，它还会进一步阻止细胞燃烧脂肪作为能量。好在还有断食。断食能够提升身体处理糖分的能力，帮助身体燃烧而不是储存脂肪。

再来谈谈酒精。对于身体而言，酒精在化学作用上与糖相似，摄入任何形式的酒精都会引发同样的胰岛素抵抗，最终可能导致体重增加。这还没有将酒精本身所携带的热量计算在内。要知道，酒精的热量也是相当高的，而且它不含任何营养，因此，酒精是真正的"空热量"，即无营养的卡路里。还有，酒精能激发食欲（通常喝点酒都会开胃）。从这个角度来说，喝酒就是不折不扣的多吃！

我们都知道酒精的摄入会造成"啤酒肚"（不只是啤酒的功劳），其背后还有一个原因：酒精会妨碍身体燃脂，并且阻碍众多必需营养素的吸收，尤其是 B 族维生素和维生素 C——两种对于减肥至关重要的营养物质。《American Journal of Clinical Nutrition》（美国临床营养期刊）开展并发表了一项研究。研究人员给 8 名志愿者两杯掺了柠檬水的伏特加，每杯热量只有不到 90 卡路里。饮用伏特加后几小时，实验者燃烧的脂肪数量下降了 73% 之多。研究人员分析其中原因是，当身体有了不止一种燃料来源时，它便有了优先选择权。确切来说，如果有酒精，身体首先消耗的是酒精，而不是脂肪。对于试图缩减腰围者来说这算不上一个好消息！

情绪性进食

我们都知道，很多进食都是情绪性的。许多出现体重问题的人都害怕饥饿的感觉。不仅如此，遭遇不顺时，他们还习惯性指望高糖食物和酒精来寻求慰藉。尽管这只是暂时的，但毕竟摆脱了不良情绪。也有时候，问题不出在进食环节，而出在心理层面，进食问题掩盖了深层次的心理问题。这种情况，专家建议采取心理咨询或心理治疗以寻求帮助。

即便进食不受情绪因素影响，常规节食仍然有其弊端。节食时间越长（无论目标是健康还是减肥），就越难以严格遵守，也就越有可能让热量在不经意间流入——东吃一口、西吃一口。断食则不然，它完全打破了这种模式。比如1个星期中有一两天几乎是不吃东西的，这就从根本上阻断了随机加餐的可能性。通过这种方式还会让人警醒，原来平时不知不觉间的点滴积累，影响居然如此之大。如果你认为自己具备一定的自控能力，断食可称得上是一种简单易行的方法，因为没必要计算每一笔卡路里摄入，也无需对时尚减肥套餐的重重规定唯马首是瞻。你所要做的不过是每隔一段时间抬头看看钟表。

化学卡路里

科学家认为，环境中的化学物质对人体某些控制体重的激素有着抑制作用。研究发现，大约70%的洗发水、香皂和化妆品含有会干扰内分泌、使人变胖的成分。鉴于此，专家建议在购买家用清洁剂和化妆品时，要注意是否含有过多化学合成添加剂，特别是购买肌肤护理品时应尽可能选择天然产品。因此，从长远及整体看减肥和健康，减少居家、食物及饮料中的化学卡路里很重要。读者将在下文中了解到，任何断食方案都有营养准则，那就是吃真正的食物而不是伪食物。举例来说，如果食物包装上有某种成分读起来拗口，十有八九是可疑的化学物质，也许就是化学卡路里，还是不吃为妙！

甲状腺问题

甲状腺功能异常也有可能导致体重增加。症状包括疲惫、激素异常、抑郁、性欲低下等，还有莫名的体重增加。问题是，有时候这些问题不需要就诊，换句话说化验结果一切正常，但症状却经久不退。出现这种问题无疑是令人头疼的，你应该每隔半年到一年去做一次检查，看看情况有无改善，或者询问医生是否需要接受正式治疗。

不过你可以尝试食疗，采用专门设计的有益甲状腺健康的营养节食法以缓解症状。为促使甲状腺发挥最佳功能，需要补充维生素C、碘、锰、镁、硒、锌，以及蛋氨酸、半胱氨酸和左旋酪氨酸这三种氨基酸。这些都可以在日常食品中找到，包括水果、蔬菜、坚果和肉类。

什么是正常体重

启动断食计划减肥之前，首先要明确什么才是正常体重。不得不说，大多数人，尤其是女性所认为的理想体重远离实际，有些甚至到了不健康的地步。你可以怪罪媒体和时尚产业，但主要责任并不在它们身上。

回想刚到印度修行的时候，我一度想通过断食达到苗条身材，可是很快就明白，这种想法在当地是不受欢迎甚至会让人嗤之以鼻的。因为皮包骨头是贫穷和低级社会身份的标签。撇开当地习俗不谈，千万不要利用断食追求苗条胜过追求健康，这样只会舍本逐末，且贻害无穷。因此，如果你断食的主要目标不在于减肥，或者不需要过度减肥，那么一定要时刻留意，不要让断食过度，因为只要断食就一定会减肥。

体重指数（BMI）

如果相对于骨架来说，你的体重已经算是轻的了，那么一定要了解什么才是健康和正常的体重范围。也许你已经听说过 BMI，它代表体重与身高的比例。其计算公式是：

$$BMI = 体重（千克）\div 身高的平方（米^2）$$

你也可以在网上输入自己的体重和身高，自动得出结果。正常的 BMI 介于 18.5 和 24.9 之间。尽管许多明星的 BMI 都低于 18.5，但这肯定不健康。一些研究发现，如果你追求长期和稳定的健康状态，那么男性的理想 BMI 应是 23，女性的理想 BMI 是 21。

话说回来，假设你的 BMI 是 25，那么通过节食减去 450 克，指数正好达到 24.9，是不是就此一步迈入健康范围了呢？很难说。BMI 健康未必喻示着真健康，反过来，指数不正常也大有可能健康状况正常。举例来说，某人 BMI 是 27，但仍然很有可能比某个 BMI 指数为 23 的人更健康，这是因为 BMI 并没有将体内脂肪含量、腰围、饮食习惯和生活方式等因素计算在内。拿职业橄榄球运动员举例，他们比普通人重得多，但只是重在肌肉上而已。肌肉发达并没有任何不健康，却因此让BMI"爆表"，但这并不意味着他们超重，更不代表着肥胖。与之形成对比的是，一个骨瘦如柴的"老烟枪"，从不运动也不好好吃饭，只不过因为BMI正常就归纳到"健康"范围，你觉得合不合理？

BMI达到或超过30就被认定为肥胖。梅奥诊所（Mayo Clinic）2008年在美国开展过一项调查，涉及对象超过13000人，结果发现如果以BMI为标准，20.8%的男性及30.7%的女性都属于肥胖。但如果换作以世界卫生组织对于肥胖的定义为标准，即测量体内脂肪含量，那么多达50%的男性和62.1%的女性被归纳到肥胖范围。这个研究结果显示，即便你的BMI健康，体内脂肪也有可能并不健康。话说回来，如果你既不是运动员，也不是健身达人，BMI仍然远超25，那就需要采取行动了。注意要循序渐进，切忌过犹不及。医学专家普遍认为，减去5%～10%的体重既是可行的，也是合理的。因此，最好以此为初始目标，这样还有望让身体健康持续受益。

归根结底，你可以测算自己的BMI，也可以以此为依据制订减肥目标，但这绝不是唯一的标准。

身体脂肪的比例

了解并监控体内脂肪比例有什么好处？它让你更好地了解到减肥时体内正在发生什么。可持续的减肥，往往是营养摄入与运动型生活方式合二为一的结果。事实是，当你开始增加运动量和运动频次，通常就会收获肌肉重量。

要知道，踏上体重秤，看见体重并没有降低，联想到所付出的艰苦锻炼，不免让人备感士气受挫。其实大可不必如此，因为你已经发生了质变。你的肌肉已经生成，它们取代了脂肪。因为肌肉比脂肪密度大，所以更重。这就是为什么尽管身体总重量没有减轻，仍然可以看起来更显苗条的原因，更不用说期间收获了不少健康益处。那么，如何跟踪体内脂肪变化？你需要一个体脂称，获得肌肉重量、体内脂肪以及体内水分等数据以及相关比例。不需要专门购买，健身房通常都会有这样的体脂称。

身体成分测量仪还有一个好处，如果你注意到自己的肌肉重量和脂肪一样快速下降，那就意味着你减少能量摄入过猛了。对于大多数人来说，一周减去 450 ~ 900 克体内脂肪是比较现实的，如果你实际减轻超过这个数量，很有可能消耗掉的是肌肉重量。所幸，一旦出现这种情况，身体成分测量仪能够及时提醒你做出调整，以免损害健康。

对于女性而言，体内水分随着月经周期波动再正常不过。还是那句话，单单测量体重不足以跟踪这些变化。只有每天在固定时段使用体脂称，并记录下整月变化，才能够更清晰明确地了解，什么时候增加了体内脂肪，什么时候只不过堆积了水分。

有经验的教练不但懂得监测身体成分，还会教你跟踪腹部脂肪。记住，不是所有脂肪都生来平等，腹部脂肪集中在关键器官周围，构成最大的健康威胁。你可以拥有一个"健康"体重，同时拥有高比例腹部脂肪，明白这一点有助你产生必需动力，改变饮食习惯，增加运动量。

体脂称通过微弱电流来区分体内脂肪、肌肉、水和骨骼等不同成分。具体原理我们不在这里多作解释。作为参考，一个普通成年人，既不是运动员也不想成为健身模特，可以以下列体内脂肪比例为目标：

年龄	男性	女性
20～39	8%～20%	21%～33%
40～59	11%～22%	23%～34%
60+	13%～25%	24%～36%

腰臀比

腰臀比（waist-to-hip ratio，WHR）堪称最有用的基本身体比例。我们俗称的苹果形身材与梨形身材就是以这个比例为基础。通过测量WHR，你要么被划归为苹果形身材（大量体重集中在腰部），要么被定义为梨形身材（大量体重集中在臀部）。

相比 BMI，我更喜欢 WHR，因为它更公平。BMI 没有把不同身体结构考虑在内，WHR 则更全面。不妨这样说，曲线毕露的玛丽莲·梦露类型，也就是细腰丰满型，其腰臀比可以媲美苗条的女子，尽管两者体重有所差距。从这个角度来说，前者也是健康的，而且更受欢迎，岂非两全其美？

电影明星、模特莉兹·赫利（Liz Hurley）拥有被公认的完美比例的脸庞，她的腰臀比是 0.7，也堪称完美。据说，科学家都为此出动，仔细测量了每一个数据，并且从科学角度给予解读。结果除了宣称她是天生完美的女性，无法给出任何解释。莉兹与大多数模特一样，无非是丽质天成，没有什么理由。要知道，女性腰臀比达到 0.8 就堪称理想，何况 0.7。对于男性来说，健康的数值不超过 0.9。如果你的腰臀比低于健康数值，那么需要花点时间改善体形了，这不是件容易的事。

如何计算 WHR

计算腰臀比相当简单。拿一根卷尺，选择最宽的部位测量你的臀围。然后再测量最窄处的腰围，其部位通常就在肚脐之上。将腰围除以臀围，得到的数值就是腰臀比。

对于男性来说，理想的腰围应不超过 94 厘米，女性理想的腰围应在 80 厘米以内。如果男性腰围超过 102 厘米，女性腰围超过 88 厘米，就会增加健康风险，包括患糖尿病和心脏病的风险。下文将会阐述，断食是降低体脂、保持瘦肌肉的理想方式，而且有助于保持健康和理想的腰围。

为什么说常规节食法让人更饿

采取常规节食法，长期缺乏充足能量摄入，会导致新陈代谢速率"跳水"，同时造成胃口飙升。假设你将每天摄入的热量减少到 1000 卡路里以内，这种状态持续几周，目的是以一个完美的形象出席晚会。问题是，且不论能否达到目的，在此过程中你大有可能感觉到饿，而且这种饥饿感贯穿整个阶段、挥之不去。等到晚会开始，无论你如何克制，都难以保证不受美食诱惑，加上一种终于熬出头的释放感，很有可能最终导致晚节不保。结果是，你瞬间重拾体重，甚至反弹过头。

真正的诀窍在于，让身体保持饱胀感的时间越长越好。不是选择耐饥食物，而是掌握一种技巧，用来管理食欲和饥饿感，最终达到在大多数时间内自然而然减少进食的目的。请注意，我说的是大多数时间，不是所有时间。特殊场合以及偶尔的大快朵颐在所难免，也是人之常情。断食可以用来抑制饥饿，不需要压制食欲，更不需要服用补品。当你开始断食时，你会在常规的就餐时间感到饥饿，如果此时不吃，并坚持一段时间，慢慢就会发现抵御饥饿来袭变得越来越容易。这是因为饥饿感的峰值与低谷间的差距渐渐被抹平了的缘故。所有这一切，都不会导致新陈代谢速率下降。显而易见，如果你感到饥饿的次数越来越少，就会吃得越来越少，从而减肥成功。针对这种现象，生物学上也有解释。饥饿和满足感（饱胀感）主要由两种激素控制，一是饥饿激素（ghrelin），二是瘦素（leptin）。前者是胃内产生的一种肽，能够调节食欲、进食和身体构成，后者是脂肪细胞分泌的蛋白质类激素，在调节能量平衡、摄食行为中起到重要作用。这两种激素对进食量有很大影响，更重要的是，它们能决定摄入的能量中有多少被消耗掉。

饥饿激素

顾名思义，这种激素的作用直截了当。当腹内空空时，就会分泌一些饥饿激素，传递到下丘脑，于是你就有了那种熟悉的饿的感觉。但是，一项发表在《American Journal of Physiology》（美国生理学期刊）上的研究显示，饥饿激素含量也会随着对于进食的期望而上升，也就是说你感到饿，固然是因为腹中存货无多，部分原因也是因为想吃所致。

采用常规节食法，你会在每餐前都经历一次饥饿激素的高峰，但因为你每顿都没吃到位，所以你从未满足过。断食则不然，当你断食，饥饿激素含量仍然上升，但有证据显示，假以时日身体会发现习惯这种感觉越来越容易。很可能这要归功于饮食模式的改变。还有一种理论认为，营养不良的膳食（想想到处都是添加剂的减肥食品）会让饥饿激素飙升得更快，而富含营养的膳食则不然，这也是我将在下文中推荐食谱的原因。

瘦素

这种激素更复杂一些。望文生义，瘦素可以让人瘦，还有人称其为调节脂肪代谢的神奇物质。关于它的原理和机制，最近出了不少书详细解读，不过这不是我们所要讨论的。

瘦素名字中虽然有瘦字，但它却是由脂肪细胞生成的。简单来说，体内脂肪越多，产生的瘦素就越多。和饥饿激素一样，瘦素也会向下丘脑传递信息，但是信息内容却正好相反："别吃了，我已经饱了"。也就是说，当你摄入脂肪过多时，瘦素告诉大脑应该停止进食，通过这种方式将身体脂肪维持在健康水准。很简单，也很完美，是吗？遗憾的是这只是理想，如果它切实可行，世界上也就不会有人超重了。

那么，究竟是怎么回事？呃，当你过度进食，尤其是吃多感觉撑的食物，比如富含碳水化合物的食物时，瘦素也会随之增加分泌。这是因为，瘦素是由胰岛素引发的，而胰岛素通常都会在餐后随着血糖上升而上升，所以，如果你持续进食，没有合理的间断，那么瘦素就会居高不下。起先这听上去还不错，它不是会传递信息给大脑，告诉它是时候放下筷子吗？但是反复如此效果就会适得其反：瘦素长期过量分泌会引发大脑抵制，一旦大脑不再识别瘦素所试图传递的原始信息，就会产生误读和曲解，并且误发指令，让人整日感觉饥饿。严重的话，吃再多也不会产生满足感。

当你采用常规节食方法，一段时间后体内脂肪含量下降，但与此同时，体内瘦素含量同样下降，加上饥饿激素持续上升，就会产生停不下来的食欲，吃了还想吃。实际上，来自澳大利亚的研究人员已经发现，虽然通过常规节食也能达到理想体重，但之后的一年内，瘦素和饥饿激素的含量会忽上忽下，欠缺稳定。更有甚者，在此过程中，身体会竭尽所能重新夺回失去的脂肪。

而间歇性断食则与之不同。研究发现，开始断食后 12~36 小时，瘦素含量下降，但是其他激素含量没有显示任何改变迹象，至少在 24 小时内如此。况且，即便开始断食后，体内瘦素含量短时间内的确明显下降，但只要开始进食，很快就会回归正常水平，尤其是摄入富含碳水化合物的食物后。因此，与其让瘦素含量持续走低（常规节食），不如让它们在进食的日子里有所回升，同时让身体产生满足感。间歇性断食提供的正是这样一种正常进食加偶尔断食的规律模式。

为什么说大多数节食法靠不住

也许这不是你所读的第一本有关减肥的书，但我要说，我也曾在节食的路上上下求索，也许我的经验可以给你参考和指引。如果你问自己，为什么断食会有所不同，你需要确信如下事实：

● 反复无常的节食给生活带来麻烦，甚至让人痛不欲生。与其减了又增，反复无常，不如尝试安全的减肥方式，而且不会损害新陈代谢。最新研究显示，这样的减肥方式的确存在。

● 保持消耗的热量多于摄入热量，这是减肥的不二法则。因此，一定要懂得管理和控制，确保摄入的卡路里低于消耗量，乏味却真实不虚。

想达到这种卡路里摄入与消耗的逆差，有不下几百种方式。一点也不夸张，看一看汗牛充栋的减肥菜谱就知道，甚至还有相关的实体店，比如减肥酒吧、减肥饭店等。话说回来，为什么常规节食没有达到预期，尤其是习惯性功亏一篑？主要有以下两大原因。

1. 常规节食误读了热量摄入与消耗的方程式

我们知道，摄入 3500 卡路里约能产生 450 克脂肪，为了减去 450 ~ 900 克体重，常规的卡路里计算方式是以每天减去 500 ~ 1000 卡路里为标准的。问题是，当你甩掉脂肪，体重基数同时下降，身体在静止状态下消耗的热量，也就是基础新陈代谢速率，也会随之下降。因此，常规减肥方案中，通常一开始减肥都是容易且快速的，但随着时间推移很容易放慢，即便你努力保持住摄入与消耗差，情况也是这样。很容易使人丧失信心。

2. 常规节食最难的部分在于坚持

即便你精于计算，保证摄入和消耗的热量分毫不差，天天如此又有何益，是不是过于乏味？调查发现，士气受挫既可以来自看到体重秤上数字下降的速度不如先前，也可以来自无聊和厌倦。这些都容易导致疏忽，反过来更放缓了减肥的脚步。当你回归原有的进食习惯（我打赌你会），就会回收先前送走的体重，而且大有可能多带回一些——这是由于基础新陈代谢速率（燃脂速率）自然下降所导致的。

断食的优势

断食可以提升新陈代谢速率

你可能在想："如果我开始让自己挨饿，会不会对新陈代谢不利？"首先，断食不是让自己挨饿，不用担心减少进食频次会损害新陈代谢。采用自然方式减肥，会根据减去的体重，按比例降低基础代谢速率（静止时消耗卡路里的速度），无论你使用何种方法。这是因为你的日常能量（卡路里）需求和年龄、身高、性别和体重等因素直接相关，特别是和肌肉息息相关。没有事实表明，增加进食频次会提升新陈代谢速率。

还有，你可能无数次听说过这样的"理论"：一夜睡眠后，身体代谢会低到几乎停止，所以需要通过吃早饭来启动新陈代谢。有关吃早饭有助提升代谢的说法肯定是站不住脚的，目前为止没有任何研究结果对此予以证实。有关早饭的神话更有可能是基于食物的产热效应。我们知道，吃饭本身要动用能量。研究发现，通过饮食摄入的能量约有10%消耗在了饮食本身上，包括进食、消化、吸收和同化营养素。大致可以这样说，如果你吃一顿热量为350卡路里的早饭，在此过程中会消耗掉35卡路里。但请注意，为了消耗35卡路里，你摄入了315卡路里。不管在一天中什么时候进食，都会大约通过这种食物产热效应消耗掉摄入能量的10%。因此，不管是早上7点还是10点吃早饭，不管吃不吃早饭，只要摄入的食物数量和类型基本相同，对于代谢的影响也将基本一致。

相反，所有有关断食的研究似乎都显示，降低进食频率才是真正提升代谢速率的方法。英国诺丁汉大学开展的一项研究发现，为期两天的断食能够提升参与者的静止新陈代谢速率达 3.6%。同一组研究人员还进行了另外一项研究，邀请 29 名健康男女断食 3 天。12~36 小时后，接受实验者的基础新陈代谢速率表现出显著提升，72 小时后才回归正常。为什么会发生这种现象？其背后的确切原理目前尚不明了。

断食增加脂肪燃烧

目前已经清楚的是，断食过程中，更多脂肪储存，而不是碳水化合物转化成了能量。科学家可以估算出这个比例，方法是测量吸入的氧气量及呼出的二氧化碳量。氧气与二氧化碳比例越高，说明燃烧的脂肪越多。之前提到的诺丁汉大学的研究还有一个发现，证实身体从燃脂得到的能量比例在 12~72 小时后显著增加，几乎所有的能量都来自燃烧储存脂肪。真是不可思议又大快人心！

经常听见有人说："早饭要吃好，午饭要吃饱，晚饭要吃少"。在西方这句话是这么说的："像国王一样吃早饭，像绅士一样吃午饭，像贫民一样吃晚饭。"这句话从侧面告诉我们，早饭会启动新陈代谢，有助为一天定下活跃的基调。事实究竟怎样？研究发现，吃早饭基本上无助于提升燃脂效率。一项发表在《British Journal of Nutrition》（英国营养学刊）上的小型研究发现，摄入 700 卡路里早餐会抑制身体利用脂肪作为燃料，而且负面效应会持续一整天。简单来说，当你吃下碳水化合物，用它作为燃料，此举阻止了身体动用储存的脂肪。经常性的"啃食"极易让脂肪深锁在腹部、臀部和大腿，而断食是一个破解方式。

断食保持肌肉

研究表明,体内肌肉含量越高,静止状态下燃烧的热量就越多。是的,我们考虑到你的顾虑,你并不希望也不需要发达的肌肉,不用担心,这里所说的肌肉确切来说就是瘦肉。减肥过程中瘦肉损失越少,基础代谢速率下降就越小。有鉴于基础代谢速率等同于身体热量的消耗速度,要想长久维持体形,将此速率保持在高水平线上的重要性不言而喻。好消息是,肌肉占地要比脂肪少,所以不难想象,身体瘦肉比例高者,一定会因为衣带渐宽而内心窃喜。

再回到常规节食法,它们大多严格限制卡路里摄入。不得不说这种理念有些过时了。断食对热量摄入没有限制,但对保持体内"瘦肉"却效果更好。其中的一大原因是断食促使身体分泌生长素(GH),寻找脂肪而不是肌肉作为燃料。这种说法已被现代科学证实,如果你不相信,只要想一想我们的祖先,当他们遭遇食物短缺时会怎么办?如果消耗肌肉,显然难以适者生存,因为他们需要健壮的手脚追赶并捕获猎物。从这个角度来说,分泌生长素以脂肪作为燃料,同时保护肌肉,是一项重要的生存优势。

为了提供佐证,Intermountain Medical Center(美国山际医学中心)的研究人员开展了一项调查,要求参与者断食 24 小时。结果发现,在此期间,女性参与者体内的生长素含量上升达到惊人的 13 倍,而男性体内生长素更是飙升了 20 倍。

此外,许多研究还探索了断食对生长素的影响。与其他激素一样,生长素的含量也会在一天 24 小时内经历起伏。一晚充足睡眠后,生长素水平达到高峰，这也是为什么常有人说早上身高最高的缘故。尽管这时我们腹内空空，却精力十足，身体正在努力自我修复，准备开始新的一天。研究还发现，一段时间的断食，结合以充分的锻炼后，身体分泌的生长素开始增多，同时变得更为密集。

生长素的作用原理是向脂肪细胞发送信息，促使它们部分释放进入血管。这样我们就可以利用更多脂肪作为燃料，而不是主要燃烧碳水化合物获得能量。生长素还被认为能够维持体内类胰岛素生长因子（IGF-1）的含量，帮助我们的肌肉构造更多蛋白质。

上述原理与单单减少卡路里摄入而不改变进食频次完全不同。你一定听说过少食多餐有助于维持血液中的葡萄糖水平，此话不假，确切地说是避免血糖上升。摄入（以碳水化合物为主）食物后，血糖会上升，身体就会分泌胰岛素以中和，而当胰岛素存在时，生长素含量就不会提高。

注意，生长素也并非多多益善，这一点很重要。关键在于重新设定生长素（在断食状态下分泌）与胰岛素（在节食状态下分泌，无论进食多少）含量的平衡，以达到减脂而不减瘦肉的目的。不用担心断食会让你肌肉发达，生长素的分泌是波段式的，只要身体释放出足够脂肪供燃烧，生长素水平就会很快回归正常。

先前已经提到，如果你足够苗条，那么千万不要断食过头。学术刊物《Obesity Research》（肥胖研究）发表的一项研究显示，已经拥有健康体重者如果采取完全断食的方式，不到两天就会发现，将肌肉用作燃料的现象会显著增加。这是因为总体而言，他们拥有的可供燃烧的脂肪更少。这一研究为一味追求完美者敲响了警钟，也许对于他们来说，最好的方法是断得少一些、断得勤一些，而不是少食多餐。

断食模式在你需要的时候为你提供能量

除了保持肌肉重量，以减轻减肥过程中新陈代谢速率下降，断食还有助帮你解决顽固的赘肉。

有一种理论，卡路里消耗的下降——常见于以限制卡路里为基础的减肥餐中，更有可能源自运动量的改变，而不是基础代谢率下降。打个比方，当你一天只摄入 1200 卡路里，日复一日，就会难以维持身体能量所需，更不用谈坚持运动了。间歇性断食模式则不然，你仍然可以运动，因为一周中只有两天断食，其余时间都在正常进食。正常进食保证了正常的精力，意味着仍然有动力运动，而且能够胜任大运动量，由此总体上消耗更多热量。

常见问题与解答

问：不吃饭有危险吗？

答：断食不是挨饿，建立这一认知是基础。挨饿当然有危险。我所谈论的是延长两餐间的时间，或者每隔一段时间少吃一点，这和挨饿有着本质区别，而且对健康有益。

也许你会不以为然。毕竟，不吃东西容易造成低血糖，导致身体虚弱，无法集中注意力，甚至产生晕眩。所以必须进食，至少补充一些健康的小食，诸如蛋白质奶昔、燕麦、坚果等。我并没有说要禁止小吃，大多数时候，我本人也喜欢时不时来一点。断食要挑战的是离开一天五顿我们就无法健康生长的说法。

对于低血糖，公众已经有了固定认识，我无意挑战权威，这点我再清楚不过。但是现代科学研究告诉我们，关于低血糖理论，迄今为止医学上还没有达成共识。事实是，我们中的绝大多数都能很好地调节自身血糖。尽管延长两餐间隔会让人饿到"前胸贴后背"，但好几个小时不吃东西并不会造成血糖"跳水"。退一步说，即便真发生这种情况，也完全不必担心，因为我们自身的自我保护机制会早早开启，而不是坐视我们昏厥——身体会适时分泌胰高血糖素，来中和体内胰岛素，它的作用是将体内葡萄糖储备释放进入血液，从而让血糖回归正常水平。

值得一提的是，糖尿病造成的晕眩不属此列，那是完全不同的事，发生这种情况十分危险。然而，这种情况通常都是由药物引发的。确诊患有糖尿病，但还不需要胰岛素治疗的患者，仍然可以尝试断食。实验证明这是一条值得探索的道路：一项为期一年的间歇性断食研究发现，一组隔天断食的糖尿病患者摆脱药物的时间显著延长。

问：断食会不会让人感到头晕，并且真的饿？

答：你可能担心，延长两餐的间隔后，中间时段血糖水平会有所下降，而且可能会"跳水"，并伴随有虚弱和头晕等症状。实际上，不吃的时候，身体的其他激素也在作用，它们传递信号，促使身体释放葡萄糖进入血液，或者制造更多葡萄糖。瑞典卡罗琳斯卡学院（Karolinska Institute）开展的一项调研称，对低血糖敏感的学生，会在为期 24 小时的断食中感到焦躁和晕眩，但是测量他们的血糖，发觉含量并没有什么变化。也许一切都是因为"以为如此"。

没错，身体每天需要约 500 卡路里的热量保证大脑运转正常。大脑首选的燃料是葡萄糖，肝脏一次大约会储存 400 卡路里。这在平时够用，但在持续时间较长的断食中则稍显不足。在此过程中，身体被迫调整，增加酮体的产量，作为葡萄糖的替代品供大脑使用。但在短期断食中这种情况并没有必要。只要你在断食开始前和收工后吃得好、睡得好，心态放松，那么在此过程中身体完全可以产生足够的葡萄糖满足大脑需求。

问： 等等，我的健身教练告诉我一天要吃 6 顿，少食多餐有助提升新陈代谢，而且还不怎么觉得饿，到底谁说得对？

答： 关于健身和营养，有许多屡屡提及的至理名言，少食多餐是其中一条。真相到底如何？目前为止还有待商榷。全美衰老学院（US National Institute on Aging）曾经开展过一项小型调查，结果发现，每天只吃一顿的确比一日三餐更容易让人感到饿，但进餐频次超过一日三餐后，对饥饿感和食欲却并没有影响。也就是说，同样的人，一日三餐和一日六餐，饥饿感并没有变化，胃口也是如此。另外，《International Journal of Obesity》（国际肥胖期刊）发表的一项结果显示，超重者更有频繁进食的倾向。反过来，是否因此而导致超重值得研究。

真相是，断食的时候你会感觉到饿，这是绕不开的。但饥饿不是持续的感受，而是有波段的。从中你可以认识到生理性饥饿与心理性饥饿间的区别。而且断食的好处在于，进食日你大可以饱餐一顿，好好让胃满足，同时也让馋虫满足。

问：断食结束后，一定会忍不住大吃一顿，这没得跑吧？

答：来自芝加哥伊利诺斯大学的克里斯特·瓦拉迪博士（Dr Krista Varady）研究隔天断食已经好多年。隔天断食是间歇性断食的一种。博士让参与者每隔一天严格控制卡路里摄入。对于女性来说，要求是一天 400~500 卡路里，男性的要求是一天 500~600 卡路里。所有进食必须在午餐的时间段完成，其余时间不能吃东西。而在第二天，即"自由日"，参与者可以随心所欲，想怎么吃就怎么吃，吃什么都可以。结果发现，经过一天的部分断食，参与者很少在第二天暴饮暴食。平均下来，他们在第二天摄入的热量只是超出身体所需的 10%。综合间歇性断食两天的热量摄入，正好相当于常规节食两天的热量摄入。

这就是为什么断食与常规节食两者的减肥效果相差无几的原因。但想一想，你是愿意一直得不到满足呢，还是至少有一半的日子吃得饱吃得舒服？好比你是喜欢一直过紧巴巴的日子，还是一天富一天穷？也许比喻不那么恰当，但道理相同。

值得注意的是，美国康奈尔大学和英国皇家学院分别开展过好几项研究，结果显示，结束断食后，参与者更倾向于先找管饱以及富含脂肪的食物填补肚子。因此，为了确保减肥成果不付之东流，你需要按照接下来篇章中给出的指引，做到营养面面俱到。

问：断食能否改善我的体形？

答：对于大多数女性来说，最后一点赘肉实在是难以去除，其位置多半位于臀部和大腿。为解决这个问题，我建议求助于塑形专家。

谈到断食能否改善体形，著名间歇性断食专家马丁·伯克翰（Martin Berkhan）认为，顽固性脂肪有其成因。我们体内的每一个细胞都有"孔"，我们称之为受体。激素或酶通过受体进入细胞，开启或关闭细胞活动。脂肪细胞内有两种受体，分别是 β2 受体及 α2 受体，前者能够帮助燃脂，后者则不然。猜猜身体中段为什么会储存脂肪？没错，这里的脂肪含 α2 受体最多。研究表明，臀部和大腿脂肪所含 α2 受体是 β2 受体的 10 倍。

能够改变成年人体内 α2 受体表达方式的唯有断食，除此之外别无他法。原因是断食时 α2 受体更有可能隐身。再加上生长素和儿茶酚胺（肾上腺分泌的一种激素）显著的减脂作用，最终通过断食得以清除常规节食所无法企及的顽固性脂肪。

问：腹部脂肪是怎么回事？

答：打开网页，你会发觉到处都是减肥广告，其中不乏信誓旦旦"包有效果的"，甚至承诺通过服用减肥药或营养片剂能在几天内去除腹部脂肪。对此，我们都心知肚明，大可一笑而过。导致身体中段堆积顽固性脂肪的有一系列原因，包括压力、酒精、缺乏运动以及饮食中精制碳水化合物过多等。

每次吃下甜点或者诸如饼干、白面包等精制碳水化合物后，血糖含量便会快速上升，导致胰脏分泌胰岛素，将脂肪储存起来。如果你成天在甜食中流连忘返，尤其是再喝上几杯，身体就会将更多你所摄入的热量储存起来——无怪乎就有了小肚腩。

压力 + 精制碳水化合物 + 酒精 = 肚腩，要是你不幸继承了容易增肥的基因，那么你的中段更是潜在的重灾区了。

问：断食如何帮助去除腹部脂肪？

答：为达到燃烧腹部脂肪的目的，首先必须从脂肪细胞中释放出自由的脂肪酸（这一过程叫作脂解作用），将其转移到血液中，然后运送到肌肉或器官细胞的线粒体中燃烧（即 β - 氧化作用）。与此同时，进食后 4 ~ 5 小时，所有营养物质经消化储存或消耗一空后，体内胰高血糖素含量开始上升。胰高血糖素也是由胰脏分泌的，其作用与胰岛素相反，为大脑及血红细胞供给稳定的葡萄糖。这一过程通过分解肝脏储存的碳水化合物及剩余蛋白质来实现。胰高血糖素还能激活脂肪酶，促使脂肪从脂肪细胞中释放，同时让其他细胞采用脂肪而不是葡萄糖作为燃料。

当你断食时，腹部脂肪可以转化为能量，维持器官有效运转，比如为肌肉提供能量。当你习惯性"啃食"时，身体不需要释放胰高血糖素。相反，胰脏会大量分泌胰岛素，将血糖水平维持在小幅范围内。胰岛素同时还会促使脂肪细胞紧紧锁住脂肪。不仅如此，不需要作为能量、也不能储存的剩余葡萄糖，实际上转化成了脂肪。

简单米说，断食状态下身体燃烧更多脂肪，而饱餐状态下，胰岛素的分泌导致脂肪进入脂肪细胞并储存起来，尤其在肚子及其他部位。位于马里兰的美国贝尔茨维尔人类营养研究中心（Beltsville Human Nutrition Research Center）一项研究发现，将进食缩减到每天一顿，相比一日三餐（不限制卡路里摄入），即便原计划并非旨在减肥，也会收获 8 周内体重减轻 2 千克的成果。

尽管没有开展专门研究来探索断食是如何影响腰围的，科研人员却观察到，腹部脂肪比例高者往往生长素含量较低。因此理论上，断食比常规节食有助减少腹部脂肪是站得住脚的。

问：还有什么方法能够帮助我消除腹部脂肪？

答：耐力练习可以有选择地减去腹部脂肪，同时保持瘦肉，与间歇性断食是不错的组合。选择一种能让你保证常规运动的断食法，开展步行等舒缓运动有益，从事剧烈运动和高强度训练更好。

与此同时，美国俄克拉荷马大学最近开展的一项迷你研究发现，摄入优质蛋白有助于减少脂肪堆积，所以不妨以瘦肉蛋白为主要燃料（下文为你提供的断食计划中不乏富含瘦肉蛋白的膳食）。

问：如何减去最后 4.5 千克？

答：通常这部分体重是最难以消除的。不仅如此，它还特别容易死灰复燃，正当你为好不容易完成既定目标而沾沾自喜，一不留神它又悄然潜回、夺回阵地。也许你熟悉这样的故事：身边某个朋友严格遵照减肥套餐指示，终于赶在假期前及时拥有了海滩身材。但是两个星期的阳光、海水浴、热带饮料和海鲜大餐之后，一切努力都泡了汤！作为一名营养师，我只能说同样的经历已经让我听得耳朵都起茧了。

记住，减肥就是营造逆差，让热量入不敷出。断食可以起到两层作用。第一，断食帮助身体维持热量消耗，理论上你可以多吃一点仍然减肥。第二，断食就是比乏味的计算卡路里摄入更容易坚持。如果你厌倦了之前的方法，不妨尝试一下短期断食，它有助于在不损害新陈代谢的前提下达到目标体重。这是有科研依据的，大多数有关间歇性断食的研究显示，断食减肥和常规节食一样有效。不过，这些研究都是针对不同个人分别设计的，所以很难确切地说哪种断食方法对你来说最为有效。目前，根据相关科学研究，间歇性断食的减肥效果从开始几天平均减去几千克到 8 周内减去 8% 的体重不等。

断食开始的几天内，通常会很快减去体重，这让人感觉非常受鼓舞，尤其是在之前磅秤已经停滞不变一段时间的情况下。值得注意的是，你的体重会有所波动。一开始减去的可能只是水分（因为体内储存的葡萄糖有 4/5 是水，断食过程中水分会很快消耗殆尽），而且前一天的食物理应已经通过消化道让路，除去这些，你还会减去一些体内脂肪。但第二天，补充了食物和水后，体重又会回来。不用担心！假以时日，平均体重最终会下降。因此，控制好频繁称重的冲动，将它限制在每周一到两次，这一点很重要，而且尽量在每周同一天的同一时段测量体重。

减肥案例分析

当我决定写这本书后，我对自己提出一个要求，一定要让科学看起来更为真实。事实胜于雄辩，没什么比过来人的现身说法更令人信服的了。

过去十年来，我曾经多次和几百人一起尝试过果蔬汁断食，我知道它能够让减肥即刻见效，并有助缓解顽固的健康症状。不过，相对而言，我仍然只是间歇性断食的新人。为此，我浏览了诸多网站，并且阅读了几乎所有相关科研报告，准备撰写这本书。但这些还不够，最要紧的是，我需要知道间歇性断食是如何作用于普通人的，尤其是作用于那些挣扎着完成临门一脚——减去身体中段最后 4.5 千克赘肉的减肥男女。

为此，来自我个人减肥网站的 6 名参与者自告奋勇充当"小白鼠"，记录并提供他们的数据用作实验。尽管 6 人目前所处减肥阶段不尽相同，但结果令人印象深刻，仅仅 6 周后，他们平均减去：

- 5.6 千克体重

- 7.4% 体内脂肪

- 5.8 厘米腰围

下面是一些来自他们的故事。

真实案例 攻克减肥高地

姓名：凯伦·麦基（Karen McKay）

年龄：38

身高：1.8 米

之前体重：67.5 千克

之后体重：62.1 千克

减去体重：5.4 千克

凯伦自己承认是一名"吃货"，但是按照我的饮食控制计划（基于一日三餐外加两顿加餐），她已经在两个月内成功减去超过 6.3 千克的体重。实验开始时，她的体重是 67.5kg，离她的最终目标还差 6.3 千克。问题是，考虑到她的身高，她的体重似乎已经到了最低点，难以再度下降。

"我一直三心二意地开展节食，但突然有天我发觉我的腿已经伸不进工装裤里了。我意识到应该改改方法了。我喜欢阿曼达的方法，它真的很新鲜。一试之下，很快我就减去了 4.5 千克。之后，减肥速度有所放缓，但仍然持续而稳定。"

凯伦继续遵照我的健康食谱，但从一天 5 顿改为 16:8 断食模式，即晚上 8 点到次日中午 12 点这 16 个小时断食，其余 8 小时为进食时段。这意味着她不吃早饭，也告别了习惯的早午餐。取而代之的是午饭时间提前，然后在下午吃一顿比平时下午茶更扎实的中间餐。6 个星期内，她有几次偷偷破戒，甚至因抵御不住诱惑吃了点巧克力做的复活节彩蛋，但她最终攻克了减肥高地，平均每周稳步减去了 900 克的体重。

"对我来说，这种减肥方式彻头彻尾改变了我的人生。之前，我吃的主要是白面包，而且匆匆忙忙，海吃胡塞一番。中间我也经历过一些波动，但最终完全改变了饮食方式。现在，我居然可以穿下10码的衣服了！之前我连14码的都穿不下。直到今天我还不敢相信这是真的，但这就是现在的我。我决定了，今后要一直这样下去。"

凯伦注意到，她的食欲容易随月经周期波动。关于这一点，下文"男女有别"一章中会详细说明。断食的功效对于男女来说略有不同，因此男女断食要区别对待。实验结束后，凯伦仍然继续着她的16∶8断食模式，只有一个小改变，月经周期的最后一周她每天加吃一顿早饭，以抑制那段时期旺盛的食欲。

6个月过去了，凯伦还在持续稳定的减肥中。

真实案例　繁忙工作中的断食

姓名：朱莉·格拉斯哥（Juli Glasgow）

年龄：24

身高：1.5米

之前体重：76.5千克

之后体重：70.2千克

减去体重：6.3千克

朱莉刚刚和我签约，她找到我时正好我也在寻找志愿者，我们一拍即合。她的减肥目标雄心勃勃，总共要减掉19千克，而且减肥计划还要适合她繁忙的工作节奏。

由此，我向她推荐了 5:2 断食模式，即每周有 5 天保证营养均衡的膳食，包括一日三餐及最多两顿加餐。剩下的两天需要将进食限制在一天约 500 卡路里，而且只能在晚饭时分吃。这个计划有一个好处，她可以围绕一周中最忙碌的日子构建断食模式，因为一旦忙起来，总是没有太多心思想着吃，所以断食也就容易得多。我俩还约定，每周有一天她可以放假，通常选在周末，这一天她不必严格遵照食谱。吸引朱莉的正是这种灵活性：

"我发现放假一天很有用，这样其余的日子不折不扣遵照食谱就容易得多。另外，在忙碌的工作日，控制食欲和抵御诱惑变得容易得多。"

尽管计划中留有"后门"，预留了周末的社交应酬，但朱莉仍然稳稳当当地达到了减肥的效果。6 个星期后，她的预订目标已经完成 1/3。不仅如此，她从肚子上减去的重量要多于从上身减去的重量。她的腰围不可思议地缩小了 7.6 厘米！

真实案例　无法运动者的减肥

姓名：斯内德·奥尼尔（Sinead O'Neill）

年龄：40

身高：1.6 米

之前体重：68.5 千克

之后体重：63 千克

减去体重：5.5 千克

　　和凯伦一样，斯内德开始实验时已经减去了 6.3 千克的体重。对于实现目标，即再减 6.3 千克，她动力十足。此外，她还希望突破减肥瓶颈。不幸的是，斯内德的脚骨折了，她无法通过运动减肥。有鉴于此，我为她设计了针对性的间歇性断食。

　　"我发觉事情真的变得容易了，一周有 6 天不吃早饭，缺失的热量在之后的几餐中补回来。这种做法真的起到了作用。我赶在生日前实现了减肥目标，我又能穿 12 码的衣服了（瞧瞧我丈夫看我的眼光）！又能穿长筒袜了，之前我连想都不敢想。断食计划给了我不可思议的信心，现在我信心满满，也精力满满。"

　　很快，斯内德骨折痊愈。现在，她带着新建的信心恢复了健身课。

第三节
断食不仅抗衰老，还帮助身体自我修复

断食的治愈力

就这样，原本喜马拉雅静修处的个人经历，演变成我的主业，并成为我治疗客户（患者）衰老、皮肤退化、体重及消化问题的首选方法。过去十年间，我见证了众多客户通过断食达到惊人效果。收获符合他们骨架的最佳体重，既对健康极其重要，也对个人形象和自我感觉非常重要。断食除了通过甩掉赘肉提升健康外，还能修复人与食物的关系。这一点同样也很重要，因为它往往是体重反反复复的核心所在。

我的客户通过一周断食所达到的效果，堪比常规节食几个月甚至几年的效果，对此我深信不疑。我敢说，断食能让整个社会对于治愈产生全新的认识。如果有人告诉你有种药片可以降低患糖尿病、癌症和心脏病的可能，并让你形象和感觉都年轻，你也会忍不住尝试，不是吗？

断食不同于药物，它没有有害的副作用。这一点处方药和非处方药都做不到，尽管两者的副作用都很小，但仍然切实存在。《British Medical Journal》（英国医学专刊）发表了一篇论文，探讨了斯达汀（胆

固醇抑制药物）的副作用,确认其会增加肌肉疲软、白内障、急性肾衰竭、中度或严重肝功能障碍等风险。当然,只要有病,药物的治疗作用总是胜过其危险的一面,然而,我们确实需要努力寻找另一种预防性模式。

为什么需要一种新方法

据世界卫生组织（WHO）报道,每年有多达 280 万人死于超重或肥胖所引起的病症。这些年,我们真是长胖了。数据表明,过去 30 年来肥胖的比例几乎翻倍。据英国国民医疗体系（NHS）估算,单单在英国,每年治疗超重、肥胖及相关病症的支出直线上升,1998 年这一数字是 4.793 亿英镑,而 2007 年高达 42 亿。这还不算对经济的间接影响,如果算上每年因此而丧失的生产力,损失更是高达 158 亿英镑。

2008 年,全球 2/3 的死亡来自非传染性疾病,主要是心血管疾病和癌症。心血管疾病中,有 80% 被认为是由不良生活方式引起的。所幸的是,引发心血管疾病的一些危险因素,比如高血脂、高血糖以及超重等,均可以通过断食得到积极地控制和改善。

高血糖还是 2 型糖尿病的诱因。目前,全球糖尿病患者数量上升速度惊人。在英国,每 20 人中就有 1 人被确诊患有糖尿病,每天还新增 400 名相关患者就诊。有鉴于糖尿病并没有明显的发病迹象和症状,据估计,还有将近 85 万英国人和 700 万美国人已经患上糖尿病,只是目前自己还不知道。

当然,断食不是解决这些问题的唯一方法。逐步改善饮食、增加运动量、戒烟、饮酒适度、控制压力都很重要。但是断食可能就是一个尚未开发的秘密武器。

好消息是断食正在成为主流。一些流传已久的秘密，比如断食有助于延年益寿、会引发显著的再生长及恢复活力等，已经被不少调研所证实。其实，断食还有一个奇异的功效也已得到验证，那就是能够深入细胞层面延缓衰老。是的，扔掉精华素和滋养液吧，有一个管用得多的返老还童的方法，而且分文不取！

断食如何促进身体修复

我们身体和头脑里的任何器官、组织或细胞，都不是单独工作的，它们都是一个有机整体的一部分。明白了这一点，断食能够引起健康的蝴蝶效应也就不足为奇了。

首先，断食有助身体释放压力。断食给了身体休息的时间，利用这个机会完成一系列"待办事宜"，比如自我清洁、自我修复等。好比忙碌紧张的我们好不容易盼到一个假期，得以休整和放松。等我们回到办公室，就会焕然一新、干劲十足，就连原本枯燥的工作也变得可亲了。好吧，也许我有点用词不当，工作毕竟是工作，但其原理是相同的，断食对我们的身体能够起到相似的作用。

据统计，我们日常摄入的能量，约有 70% 用在了"内部维护"之上，即用来维持身体内部机能，诸如消化和排毒等。如果你连轴转，屁股不沾座，那么就不会给身体足够且必需的休整时间，也就无法创造出良好的休息、消化和修复环境。如果是这样，亚健康或者不健康迟早会找上门来。

就像小公室和居室会沾染尘埃，身体也会堆积毒素和废弃物，它们有的来自自身，有的来自周边环境。当身体干净健全时，能够有效排除这些毒素，但当身体负担过重时，便会变得沉重不堪、反应迟缓，导致体重上升（有些情况下体重不升反降），且更容易得病。这就是"中毒"，信号有粉刺、疼痛、肠胃不适、皮肤问题、情绪波动以及疲倦等。如果忽略这些信号，就会出现慢性健康问题。

上千项针对人类和动物的研究观察发现，不给身体进食，身体便会动员组织进行自我调整。其调整顺序是先拿"边缘人物"，也就是那些对于维持核心功能不甚重要的组织和物质开刀。首当其冲的就是脂肪。与我们所担心的正好相反，不吃东西不会导致营养损失和身体机能受损——研究表明，短期断食状态下身体仍然保留了大部分营养物质。

除此之外，断食还给了身体时间来辨别和去除受损或有缺陷的细胞。这个过程叫作细胞的自我吞噬，其作用类似于体内大扫除。举例说明，当细胞线粒体（负责输出能量）因为健康不佳、饮食不良而功能下降或机能受损，就会加剧细胞老化和死亡。研究表明，线粒体功能障碍与多种疾病有关，包括糖尿病、心脏异常和神经病症。自我吞噬使得细胞得以清除功能异常的线粒体，代之以高能效的新生力量。同时还有助身体抵抗感染，促进伤病恢复。

细胞并不是满员的。只有一半细胞能够上阵，它们或处于旺盛的生长期，或处于最具活力的巅峰期。另外，有1/4的细胞还未长成，剩余的1/4则处于走向衰亡和被替代的过程中。断食能够加紧清理已死和濒死细胞，加速创建新细胞。与此同时，毒素和废弃物也得以成功清除，以免干扰细胞吸收营养。由此，正常的新陈代谢速率和细胞氧化得以恢复。

综上所述，断食被认为是一种可接受的治疗方式，也是一种有助长寿、改善胰岛素反应、减少炎症、促进心血管健康的方法，甚至有助于癌症治疗。也许断食还有其他有益健康的功效等待发掘，但最重要的是，它不含有害的副作用，更不可能有虚高的价格。

断食与抗衰老

有人说你的年龄不取决于身份证上的出生日期，也不取决于时下流行的心理年龄，而是取决于身体机能。确切地说，年龄也不取决于器官机能,而在于更细小的细胞层面。每个人都保持着一定的新陈代谢速率，当细胞再生和重建的步伐放慢，人便开始变老。细胞层面中的类胰岛素生长因子（IGF-1）在此过程中扮演着重要角色。和胰岛素一样，它是合成代谢的，因而能够促使细胞生长和复制。然而，过多的 IGF-1 并非好事,若其含量持续走高，细胞分裂复制将过于频繁，除非你猛练肌肉，不然的话容易引发问题。研究显示，体内 IGF-1 含量过高，与前列腺癌和停经后的乳腺癌有所关联。况且，IGF-1 含量一旦升高再下降，身体就会放缓制造新细胞，代之以修复旧细胞，但是旧细胞中的 DNA 损害将有可能是永久性的。

老年医学专家沃特·隆格（Valter Longo）领导美国南加州大学研究小组，过去十年来专注于研究限制卡路里对细胞功效的影响。在探寻食物摄入量与预期寿命间的关联时，隆格和他的团队发现，限制卡路里的实验鼠寿命延长了 40%。通过基因工程降低实验鼠体内 IGF-1 含量后，得到了相同的结果。在人类近亲猴子身上也开展了类似研究。人多数实验中，限制卡路里加上间歇性断食有助实验对象活得更长。

事实更像是断食越多、进食越少，活得就越长。听上去很疯狂是吗？

让我们看看可怕的大萧条时期发生了什么——食物短缺，有些地方甚至闹起了饥荒……但是数据显示，1929 ~ 1933 年间的预期寿命竟然多了 6 年。不信邪的科学家对此展开了研究，竟然有了意外发现——厄瓜多尔偏远地区的一些定居者体内 IGF-1 含量低于常人，却对糖尿病和癌症近似免疫，尽管他们的生活方式在现代人看来实在和健康沾不上边。科学家一度很纠结，但很快发现了一个前提条件：侏儒综合征，又称莱伦综合征（Laron syndrome），是一种生长严重迟缓的罕见疾病，也称生长激素迟钝症候群。当今世界，唯一能够自然降低 IGF-1 含量的方法就是断食，真的，其收益比任何一笔投资都快：24 小时内 IGF-1 就会下降。

控制血糖

典型的西方式节食容易让人一直感到饿，也许你也有同感。想想看，所谓的低脂食物其实富含糖和人工甜味剂，添加这些目的只是为了增加食物的美味。

至于大多数减肥套餐所信奉的少食多餐的理念，目的原本是防止身体一下子分泌过多胰岛素，而且只分配给那些可以立即用作能量的营养物质。问题是，为了燃烧体内脂肪，需要保持低胰岛素含量。因此，如果时常吃东西，哪怕少吃，身体也会持续分泌一些胰岛素。如果吃个不停，就可能导致慢性胰岛素含量升高。

胰岛素的作用是向身体传递信号，要将食品储存为能量以备今后所用。但体内胰岛素含量居高不下，有可能导致胰岛素抵抗，假以时日，还会增加患糖尿病的风险。另外，有研究显示，高水平的胰岛素含量还和心血管疾病、癌症及一些炎症有关。

所幸，绝大多数有关断食的研究都显示，断食有益于血糖控制。通过断食延长两餐间隔，意味着胰岛素只在进食后上升，其他大部分时间仍然无从寻觅，这样不仅促使身体燃脂，还有效保护了身体对胰岛素的天然敏感性。

断食和消炎

炎症是身体受伤后的正常反应，目的是杀死病菌，同时启动身体的自我修复程序。不过，炎症过多显然不是什么好事，甚至会很有害，比如关节炎、动脉粥样硬化、湿疹等。

研究表明，体内脂肪含量高与炎症存在一定关联，脂肪含量高，引发炎症的白细胞介素 -6（IL-6）、肿瘤坏死因子 -alpha（TNF-α）以及 C 反应蛋白（CRP）等含量就会上升。对多种不同断食模式的研究显示，这些引发炎症的因素会在断食过程中减少。其实，穆斯林的斋月就曾出现过这种情况。斋月指伊斯兰历的第九月，整整一个月时间，穆斯林在每天日出后和日落前禁食，时间长达 12 ~ 18 小时。除此之外，每天一顿代替一日三餐的断食模式，及隔天断食的研究中也发现相似情况。间歇性断食尤其显示出能够减少哮喘症状，而哮喘也是由炎症引发的。

真实案例

姓名：洛伦·埃尔金斯（Lorraine Elkins）

银行家洛伦的健康状况在 2009 年急转直下，短短几个月内就出现了风湿性关节炎的症状，使得她从一个"空中飞人"变得连走路都感觉困难。风湿性关节炎难以根治，至今还没有疗效确定的药物，而且通常使用的治疗方法都有不少副作用。难怪洛伦这样描述她的心情：

"那段时间对我来说很困难。我一点力气也没有，什么也不能做。疼痛发作时睡都睡不着。在阳台上晾个衣服也会大汗淋漓，去便利店买个日用品也不得不中途休息。我已经变得连自己都不认识了，情绪低落到极点。绝望之中，我想起了曾经在电视上看到过阿曼达的温泉静修所，她专治疑难杂症。所以我决定和她联系。当时我并没有抱太大希望。因为我觉得这种病很难治。"

洛伦来到我的诊所，向我陈述了病情。我一边听，一边盘算如何治疗。小修小补已经不管用——营养的作用微弱且缓慢。所以，我建议她采用一种特别治疗方式，也是我认为唯一可能有所帮助的方式，那就是开展果蔬汁断食计划，而且必须在静修所里实施，下星期就开始。

洛伦回忆到：

"我刚到阿曼达的静修所时，感觉浑身酸痛、筋疲力尽。同时我还心存疑问，不知道结果究竟会怎样。但是我宁愿做任何尝试，只要能缓解症状。刚开始的两天真的很难。奇怪的是，第二天晚上我做了一个自有记忆以来最奇怪的梦。这个梦境至今仍然栩栩如生。我醒来后，明显感觉到体内发生了某种变化，好比浑身注入了能量。当我打电话给我丈夫时也得到了同样的确认，他听到我的声音后说的第一句话就是：'这才是你'。这一点连我自己也有相同的感觉。初战告捷给了我信心。我开始相信断食起了作用，而且它和我正在服用的药物非但不冲突，反而能够起到促进作用。一个星期后，每周一次的常规血液测量中，奇迹出现了：我体内的炎症下降到接近正常水平，免疫系统指标也回归正常，而之前它的指标要高出正常值两倍！"

幸运的是，洛伦的医疗团队对断食全力支持，甚至鼓励她将自己的经历告诉其他病人。医生们承认这种方式超出了常规，但结果无可争辩。如今，好几年过去了，洛伦的风湿性关节炎已经得到控制，再也不需要每日担忧。她管蔬果汁断食叫作灵丹妙药，哪天出现不适就求助于此。她认为，断食能够帮助体内器官组织"轮休"，从而大大提升了常规治疗手段的效果。传统治疗加断食，成为一个完美的组合。

保持心血管系统健康

心血管疾病往往伴有炎症，血液中坏脂肪比例也会更高。大多数断食研究表明，断食有助降低体内甘油三酯含量，同时提升好胆固醇（HDL-C）比例。所谓好胆固醇，即高密度脂蛋白胆固醇，有助去除血液中多余的胆固醇。动物实验发现，提升 HDL-C 有助抵抗缺血性损伤，比如动脉硬化、动脉斑块等。

总体而言，目前这方面的研究还很欠缺，结果也尚不明朗，但断食给身体提供了内部调理的机会，增强了对衰老相关疾病的抵抗力，这一点是可以看见的。

回到本章开头所列举的可怕数据，全球范围内，心血管疾病是死亡的罪魁祸首。英国国民医疗体系（NHS）数据显示，2007年在英格兰，60岁以上的人口中平均每人就诊42.4次，每次就诊都有医生处方，而每张处方上都开有药物。这样算下来，药物数量多得惊人！其中，大部分都是用来治疗心血管及相关疾病的。作为营养师，三番两次有客户告诉我想要改变进食习惯，这固然是因为他们希望自己形象更佳、自我感觉更好，但最主要的原因是看到父母每天要吃那么多药，让他们深感震惊和害怕。随着断食越来越流行，越来越多的人选择它作为一种生活方式，并寄希望于能帮助他们的心血管系统保持长时间的健康。

真实案例

姓名：克莱尔·斯基纳（Claire Skinner）

克莱尔的母亲72岁，在去香港的航班上遭遇深静脉血栓（DVT）发作。这种病多由久坐不动引起，长时间固定姿势造成血液流动不畅形成血栓，下肢深静脉的血栓随血液流到全身各处，附着在血管壁上，一旦血栓太大或血管太窄，就会引起堵塞。抢救过程中医生发现，大约20年前她母亲曾经有过一次心脏病发作，留下的后遗症是左心室基本上不跳。

医生同时告诉克莱尔和她的弟弟，他们至少也有10%的概率患心脏病。一听到这些，克莱尔很是紧张。很快她想起曾经看过一个纪录片，说的是有关断食的益处。克莱尔觉得至少要给自己一个机会尝试一下断食。

　　"断食并不如我想象的那般难，我感觉很好。几个星期后，我要求医生为我做一个心电图和血检。结果相当令人满意。医生对我说，他不知道怎么会这样神奇，但无论如何不要停。我的家族有严重的心脏病史，还有脑卒中、癌症和糖尿病史。因此只要能够降低患上这些疾病的风险，要我做什么都可以。断食开始后我没有称过体重，自我感觉和衣服尺码已经告诉了我一切。8个星期后，我的胸围和臀围分别缩小了6厘米，腰围缩小了5厘米。我原本只是想改善健康状况，没想到意外减肥成功，真是收到一个大大的红包。"

断食与癌症治疗

　　作为一种自然疗法，断食在某些特定领域可以充当辅助治疗手段或替代品。一位名叫麦克思·杰森（Max Gerson）的医生多年来一直致力于断食疗法的推广。然而，本节的重点不在于研究断食如何成为一种独立的治疗方式，而在于揭示断食可能具备的鼓舞人心的潜力。研究人员在癌症预防及治疗过程中引入断食，实验结果令人振奋，尤其在化疗中。

　　有证据显示，间歇性断食，或者宽泛地说卡路里限制，能够抑制动物体内癌细胞的生长和扩散。其结果无疑让人跃跃欲试，但有鉴于伦理道德，类似实验尚不能以人体为对象。动物实验发现，减少25%的卡路里摄入有助于促进长寿和健康。尽管无法预知同样的方法是否会对人体产生同等效果，但越来越多的研究发现，包括断食在内的卡路里限制能够激活细胞保护机制。此外，针对隔天断食是否有助减少患乳腺癌的风险，相关研究也在进行中。

对患有癌症的实验鼠的研究显示，断食能够提高化疗后的生存率。我在前文中提到的沃特医生，听说他在进行相关动物实验后，10名癌症患者毛遂自荐，希望在开始化疗前先以沃特医生的方式"以身试法"，实验结果发表在医学杂志《Aging》（衰老）上。10人中，大多数都因为断食而减轻了副作用。由此作者认为，化疗前断食2~5天是安全的。这个小范围实验还有待群体验证，但癌症患者表现出的期待之情完全可以理解，因为限制卡路里和断食，不仅有助身体缓解癌症治疗尤其是化疗带来的不适，还对癌症预防和治疗具有潜在影响。

排毒

个人而言，我不喜欢排毒这个词，这个词已经用滥，在太多养生法、营养品宣传和健康广告里出现过。其实，排毒是身体的自然反应，每时每刻都在进行中。话虽如此，在更好的词出炉之前，我们只能沿用这种说法。

我们是如何中毒的

任何有损细胞功能或结构的物质都可以称为毒素。毒素其实是身体无法有效处理的物质，天长日久后堆积，导致系统功能下降，出现疲倦、透支等现象，外带时常生病。"中毒"有多种方式，由新陈代谢自然产生或源于基因、饮食习惯、生活方式，还有环境因素都可能成为中毒的诱因。值得注意的是，除了雾霾，压力和不良情绪也是一种有毒环境。

体内毒素包括，但不限于：

- 食品添加剂、调味品、色素等；

- 家用及个人化学清洁剂，通过呼吸和皮肤接触"中毒"；

- 果蔬化学剂、杀虫剂、除草剂等；

- 重金属物质，多由环境造成但具备毒性；

- 雌激素，通过使用避孕药和激素替代治疗法进入周边环境；

- 外源性雌激素，体外补充的结构类似雌激素的化学物质。

下面是体内最常见的中毒方式：

- 垃圾食品。进食过多低纤维食物、油炸食物或包含合成化学物质的食物容易产生毒素。与新鲜果蔬不同，这些垃圾食品缺乏帮助消化吸收的酶类，缺乏纤维素或果肉帮助身体清洁，还缺乏必需维生素、矿物质等基础营养物质。

- 过度饱食。饱食终日会给消化系统施加巨大压力。我们知道，身体必须制造盐酸、胰酶、胆汁等帮助消化，如果过量进食，消化系统便会不堪重负。后果便是草草处理，食物没有经过仔细分解便进入肠道末端，从而妨碍了营养物质的吸收。

- 饮水不足。不喝够水，毒素就容易停留，并妨碍消化和吸收。

- 化学污染。生活中难免受到食物和环境中的合成化学物质污染，干净健全的系统能够代谢和排泄诸多污染物，但当身体虚弱或者便秘时，毒素便会堆积。此外，越来越多不同种类的化学物质进入体内后，极易与先前的体内毒素产生反应，生成毒性远甚的"毒二代"。

● 身处压力下。压力妨碍人体正常的消化、吸收和排泄过程。

● 过度使用抗生素。抗生素对肠道具有损伤性，特别是长期使用的情况下。避免使用不必要的抗生素有助降低身体的耐药性。

● 缺乏运动。缺乏运动导致代谢效率低下，且循环系统不受刺激，身体自洁功能就会削弱。

● 深夜进食。身体利用睡眠进行自我修复和重建。饱食后入睡，身体无法休息，而是忙于消化和处理食物。此外，身体需要重力帮助食物从胃部进入消化道，平躺状态下显然不利。

果蔬汁断食排毒

谈到促使身体自愈，首选果蔬汁断食。眼下流行的各种排毒也时常提到这种技巧。

间歇性断食不排除瘦肉蛋白和脂肪，能带来满足感。果蔬汁断食却只能喝果蔬汁或菜汤。研究显示，哪怕只有 10 克必需氨基酸（优质蛋白质中所含），也会关闭细胞自我吞噬功能。因为果汁是典型的低蛋白食物，所以用果蔬汁断食给身体来个大扫除再理想不过。

用水果或蔬菜榨汁，有助吸收更多其中的营养成分。关键是现榨，而不是选择经加工的瓶装或盒装果汁。榨汁的过程去除了纤维素，不需要消化就可以直接吸收，其微小营养"颗粒"很容易进入血液，另外只需一小杯就可以有效达到抗氧化的目的。

现榨果汁为身体吸收营养提供了快速通道。其浓缩的营养物质，包括维生素、矿物质和植物营养素等，和果肉分离后更容易吸收，有助身体的自我修复过程。总之，新鲜果汁不仅美味，还是理想的滋补品。

常见问题解答

问： 果蔬汁断食一旦开始，会不会出现状况？

答： 果蔬汁断食出现至今，一直充斥着关于其副作用的传言。出现这种情况的普遍原因是，断食前后的饮食和生活方式反差实在太大。同时，也不排除这样一种情况：出于保险或担忧，参与者在断食前的最后一餐过于沉重，从而加大了反差。

我见过一次很强烈的反应。我的一个客户在我的果蔬汁静修所里断食，之前她养成了每餐喝可乐的习惯，已经保持 20 年之久。断食开始后不出 24 小时，她便开始大汗淋漓、呕吐不止、脸色苍白，与前一天活泼开朗的样子判若两人，其症状像极了戒毒者的反应。连我都禁不住有些担心。所幸，两天后她熬了过来，不但恢复了正常，而且有了长足的改善。用她自己的话来说，感觉像是重生一般，而且她"再也不会碰一滴可乐"。

这个故事权当借鉴。我的建议是，断食前最好有所过渡，不要过于激进，因为断食是对生理和心理的双重挑战。最好设置一个缓冲期，我把它叫作倒计时，这一阶段至少为期 3 天。同样，果蔬汁断食时间也不宜太长，以 1 ~ 5 天为宜，这样效果也最好。至于频率，通常以一年 1 ~ 2 次为宜。如果要延长时间或增加频次，一定要保证身体储备（体内脂肪）充足，同时排除身体不适和疾病，并且时时监测身体反应。通常来说，利用周末进行果蔬汁断食，一年 4 次相对来说是比较能够接受的，且效果理想。

问：果蔬汁断食最常见的副作用是什么？

答：坦率地说，如果你想要浪漫，或者轻松惬意地度过一个周末，果蔬汁断食绝非什么好主意。果蔬汁断食期间，肺、肝、肾以及皮肤等与排毒有关的器官大幅扩容，大量蓄积已久的代谢废物和毒素随之加速排出。好比在体内的环卫车间按下了加速键。在此过程中，会出现正常的生理反应，比如出现口气、尿液变深、排便量增多，皮疹、出汗，氮多等，因此我说，断食一点都不浪漫。

消化系统是断食的主力，消化不良是体重居高不降的潜在原因。确切地说，这是因为体内有积液。举例来说，如果身体出现过敏或不耐，通常就会产生积液。断食最先消肿的就是积液，所以通常都会立竿见影地减去几千克。

问：果肉和纤维素怎么办？

答：榨汁过程中去除了果肉（纤维素），剩下的果汁能够起到软化排泄物的作用，促使毒素顺利通过胃和肠道。

果蔬中的一些纤维素也有益处。比如，洋车前子壳（又叫西莲谷）是一种可溶性纤维，吸收水分后膨胀，有利于促进肠道蠕动、缓解便秘。近来一些研究发现，洋车前子壳还有助降低体内胆固醇含量。据分析，其原因是纤维素刺激胆固醇转化成胆汁酸，同时增加胆汁酸分泌。洋车前子壳甚至还能降低肠道对胆固醇的吸收。

常规膳食也有类似功能，比如全麦中的膳食纤维。因此补充营养剂并不可取，除非医生建议。

问：如果身体自己能排毒，那还要其他做什么？

答：就像居室和办公室会沾染灰尘变脏，身体也会堆积来自周边环境的毒素和废弃物。健全的身体能够将毒素分解，储存在脂肪组织中或将其排出体外。然而，很多人，如果不是大多数，缺乏理想排毒所必需的营养素，这就导致了慢性病、反应迟缓、体重增加等。

如果你对消化系统不够关心，不要责怪自己的疏忽。与头部或指尖不同，消化道只有很少的神经末梢，所以它什么时候运转失灵连我们自己都不清楚。头痛时，你会感觉到神经一阵阵跳动，随即采取措施，而消化道出了问题，很长时间都注意不到，因而一直得不到照顾。

好消息是，改善消化系统后，一大堆看似不相干的健康问题都将因此得以改善。保护身体的不只是白细胞，消化系统也在有益菌的作用下构建起了免疫系统的基础。

果蔬汁断食和健康饮食可以改善消化道生态环境。

问：洗肠有用吗？

答：来自血液和组织的毒素和代谢废弃物齐集于肠道，在此等待排出体外。从这个角度来说，断食期间洗肠能给予身体其他排毒器官以支持。

其实洗肠并不新鲜。用水冲洗肠道这种疗法早已有之。相关的最早记录可以在古埃及的莎草纸书上见到，时间可以追溯到公元前1500年。亚马孙河流域、中非和亚洲一些偏远地区，无论古代部落还是当代部落，都曾使用过河水洗肠。洗肠也为道教养生法所看重，它还是瑜伽的基本惯例。希波克拉底、盖伦、帕拉塞尔苏斯等西方医学奠基者都曾描述、实践过洗肠，而且开出过相关的处方。

19世纪末，德国一个名叫皮士的医生发明了深层洗肠机，成为现代洗肠设备的原型。20世纪20～30年代，洗肠机的发展达到鼎盛，在欧美各医院、诊所、一些办公室甚至家庭中随处可见，肠疗成为人们生活中一种日常自我疗法。直至20世纪60年代，大多数医生都主张定期洗肠，医院也设置了相关治疗项目。

如今，肠疗已经接近成为一种独立的主流疗法，但是，与其他疗法一样，一定要注重相关机构的资质，确保由受过专业训练的人员实施。

第四节
断食不仅强体，而且健脑，能充分调动你的潜能

断食能否让大脑更年轻

研究显示，断食所表现出的潜能，不仅仅有助减肥和促进生理健康，还能保护大脑。你是否觉得自己变老了，时常想不起东西放在哪里，经常要借用别人手机打一下才能找到自己手机……如果是这样，就值得注意了，你的记忆力可能正在衰退。这和你的年龄没有关系，记忆力的退化和丢失每分钟都可能发生，而且丢失的不只是记忆力，还有自信心……如果不想被阿尔茨海默症的阴影所笼罩，那就及早采取措施吧。位于巴尔的摩的全美衰老研究学院（National Institute on Aging）发现，每周断食一两天有助于保护大脑，预防阿尔茨海默症、帕金森症以及其他大脑疾病的发生。

早饭是不是重要的"大脑食物"

研究发现，在进行认知测验时，吃过早饭的孩子表现更好。值得深究的是，这种现象并不适用于成年人。相关研究显示，短期减少进食量，并没有损害到成年人的认知功能。这可能意味着，我们所认为的大脑功

能退化，其实是出于心理原因——与其说是血糖下降造成了认知下降，不如说是由长期节食造成缺乏专注力所致。长期控制饮食容易让人感觉郁郁寡欢，而且越是控制，越容易对食物着迷。诚然，大脑使用葡萄糖作为燃料，但正如前文所述，我们的身体其实储存了充足的葡萄糖，足以保证我们能安然度过短暂的断食期，完全不必担心。

《American Journal of Clinical Nutrition》（美国临床医学学刊）发表了一项研究。科学家观察到，断食和不断食的成年参与者在认知测验中其实表现相似，哪怕前者两天未曾进食。研究人员认为，出现这种结果与人体的适应机制有关：越是手头没有食物，我们的头脑就越清醒，因为唯有如此才能确保找到食物以解燃眉之急。这一点源自于我们的穴居祖先，优胜劣汰后的基因传承至今。

断食和大脑健康

马克·麦特森（Mark Mattson）教授是全美衰老研究学院的著名研究员，他的职业生涯完全奉献给了断食研究，具体方向是断食对大脑衰老的影响。尽管目前为止他的研究都以实验鼠为对象，但已经积累了足够的证据，显示断食对大脑有益。我敢说，用不了多长时间，全面研究断食对人类大脑影响的日子就会到来。

研究发现，食物喂养的实验鼠更易患上阿尔茨海默症。如果在此基础上，再给实验鼠喂养含糖量高的快餐，它们会较早表现出学习和记忆障碍；但如果隔天断食，它们就会更认路。大脑扫描显示，断食促进了新大脑细胞（神经元）的形成，这是因为断食给了大脑细胞适度压力，促使它们增加抗压能力，同时创建新的蛋白质。其他研究发现，断食还会提升大脑中细胞自我吞噬的速率，由此淘汰受损的灰质，让位于健康新细胞。综上所述，现在断言断食是对付记忆力丧失和大脑衰老的灵丹妙药尚为时过早，但前景看好却是毋庸置疑的。

还有哪些方法能够保持大脑年轻

为什么有人容易患诸如阿尔茨海默症这样的疾病，确切原因尚不清楚，这一点不能不说是遗憾。但是，研究人员和专家通常会接受这样一个观点：富含水果、蔬菜和健康脂肪（来自鱼类、牛油果和橄榄等）的饮食，比如典型的地中海式饮食有利于大脑健康。这一点其实不难理解，对身体有好处的，对大脑也有好处。

为了对身体和大脑有益，你现在可以做的一件要紧的事，就是有规律地断食，只要你实施，就真的会受益。新近发表在《Archives of Internal Medicine》（内科档案学刊）上的一些研究结果显示，随着年龄增长，越是保持活跃，哪怕只是温和的步行，大脑越能保持长期健康。听起来，健康大脑的食谱应该是积极的生活方式加断食方案——基于真正食物的那种，这也正是我头脑里的想法。

断食能否让人跑得更快

不得不说，这个话题我也非常感兴趣。多年来，我一直热爱跑步，因为跑步让我释放，尤其是在我第二个孩子出生之后。作为天生好动者，我喜欢各式各样的运动。年轻时我拿手的是羽毛球，还曾代表苏格兰参加过比赛。那时候，运动营养还不像现在这般受人关注，加上羽毛球主要是无氧运动，就算吃得不是很讲究，问题也不太大。当然，现在一切都变了。任何一项运动都需要细致的营养搭配和饮食支持。

跑步已经成为我的常规武器，一种释放紧张和压力的有效方式。无论演讲还是出席重要会议之前，或是忙碌的工作之后，我都会用跑步来缓解。我习惯空腹跑，最多额外预备一杯黑咖啡，但这只适合不到半小时的小跑。2011 年，为了参加伦敦马拉松比赛，我进行了特别训练，在此期间我才真正意识到，跑步对营养有着很高的要求。自此，我开始更加自觉地讲究饮食。也许有朝一日，有关比赛前断食是否能让人跑得更快的答案就会揭晓。

断食可更强壮

痴迷于力量训练？也可以间歇性断食。研究表明，断食不失为一种训练技巧，能帮助你构建"瘦肉"。过去几年间，对间歇性断食健身法的认知呈"井喷"式发展，这也受益于健身者对它的欢迎。健身专家马丁·伯克汉（Martin Berkhan）设计了一种叫作 Lean Gains 的断食模式，其字面意思翻译过来就是"得到瘦肉"。这种断食同样采取 16:8 模式，目的是更好地遵循健身时间表。毕竟，为了构建肌肉，需要保证健身后有足够的能量可供消耗，不然，身体就会消耗辛苦构建的肌肉。因此，一天中最丰盛的一餐应安排在健身之后。而 16:8 断食模式正适合这种节奏。

Lean Gains 网站上不乏成功实例，其实这种断食模式也是有科学依据的。一项发表在《European Journal of Applied Physiology》（欧洲应用生理学）学刊上的研究表明，断食状态下从事力量训练的男性增长肌肉更多，原因是断食激活了体内的某种因子，使得它们刺激肌肉细胞生长。

回到关于斋月期间运动是否恰当的讨论，来自突尼斯的研究人员发现，一边断食一边从事有氧运动训练，能够达到更好的减脂效果。在为期1个月的实验中，参与者无论先训练再进食还是颠倒次序，减去的体重都相差无几。问题是，先吃后练，减去了体重，但脂肪比例没有因此下降，所以他们的身体成分并没有得到改善。尽管此项研究规模有限，但却开启了一扇窗，如果想去除体脂并保持肌肉，断食加有氧运动这种方式不妨一试。

断食并不影响健身动力

我们都知道，减肥归根结底与热量逆差有关，只要"入不敷出"，就一定可以成功。不过，谈到减肥，到底是节食有效还是运动有效，却一直存有争议。有人说，饮食不当再怎么练都是白练。这话有一定道理。如果不注意饮食，光是运动不足以获得想要的身材。话说回来，节食但不运动也不是好主意。毕竟，运动本身就可以带来一系列的益处，包括促进心肺健康、减压、保持强健骨骼等。

谈到肌肉力量及塑形，运动和健身一定胜过节食。美国密歇根大学安娜堡分校研究的正是这个课题：女性只运动不节食以及只节食不运动对身体造成的影响。研究发现，正如预料的那般，节食对于减肥要有效得多，但运动对在减去脂肪的同时保持肌肉效果要更好。

这就引发一个问题，当你身处节食中，很难再有动力去运动，因为你总是吃不饱，感觉有气无力。断食则不然，它不是每顿都吃不饱，而是在特定的日子延长两餐间的时间间隔，这意味着一天中或一周中其余时间都可以吃饱，甚至可以吃得更多。因此，你可以在有力气、有意愿、有动力的时候安排运动或训练。

常见问题与解答

问：运动饮料到底是什么？

答：如果你热衷于跑步或骑行，或者打算参加马拉松比赛，那么你一定已经具备了基础的专业知识。长时间跑步时，摄入足够碳水化合物很重要。问题是打开一本运动杂志，或者亲自参加赛跑所见，都没有说一定要备齐大瓶小瓶、五花八门的新潮运动饮料。

诚然，体力不济时补足糖分无可厚非，无论是来自果汁、甜食还是运动饮料，这样做都可以让你跑得更快。大量运动营养研究证实，补充糖分的确有助提升运动表现。这就是仅仅 2010 年，英国人就总共喝掉 6 亿升能量饮料和运动功能饮料的原因。

然而，运动中给血管加糖只在特定情况下有益，那就是你参加的是剧烈运动，而且持续时间是 1 小时以上，比如半程马拉松跑或者足球比赛。除此以外，喝运动功能饮料没有任何好处。

问：斋月里运动或训练有什么影响？

答：近年来，断食对身体素质的影响，成为一个有趣的话题，越来越多人对此进行探讨和研究。其中一个重要原因是，科研人员对穆斯林运动员如何兼顾斋月和参赛表现出莫大兴趣。众所周知，斋月期间，穆斯林在每天日出至日落期间绝对不可以进食，也不可以饮水，可以说是水米不进，这种情况下怎么参赛令人好奇。另外，斋月是根据伊斯兰历计算的，每年出现的月份并不固定，这意味着它有可能与重大赛事重叠，比如2012年伦敦奥运会期间就适逢斋月。这就引发了外界莫大的关注，不吃不喝是否会影响运动能力？一边是严格的教义，一边是运动员的天职，选手们该如何处理这种矛盾？

一般认为，无法正常吃喝肯定会影响运动成绩，但事实显然要复杂得多。1980年，坦桑尼亚长跑运动员苏雷曼（Suleiman Nyambui）一边恪守着斋月的戒律，一边在5000米长跑中勇夺银牌。休斯顿火箭队中锋奥拉朱旺（Hakeem Olajuwon），整个斋月期间照样参赛，其篮板数据似乎并无下降。直至今日，科学家仍然难以认定，斋月对于运动成绩到底会有什么样的影响，因为运动成绩的好坏涉及众多方面。

再来看断食，2012年，《Journal of Sports Science》（运动科学学刊）发表了相关研究结果，整体上认为断食对运动表现影响微乎其微，前提是整体营养摄入以及其他因素，诸如睡眠质量等得以保证。然而，断食期间训练则不然。尤其是斋月期间因为避免进水，容易造成运动员脱水，让人感觉更累，或者力不从心。

不过，对于普通人而言，通过间歇性断食提升身体素质和运动表现，仍为科研人员所看好。

问：我是不是应该戒掉碳水化合物？

答：之前提到，之所以说断食有益提升身体机能，根源在于进化论。我们的祖先可没有机会填饱肚子再觅食。习惯性的有上顿没下顿，促使他们掌握空腹状态下保持运动能力的本领，这也是人类一大生存优势。研究表明，近一万年来，人类的基因并没有多大改变，因此，理论上人类本就不需要多余燃料就可以发挥身体机能。

身体的能量既可以来自脂肪，也可以来自碳水化合物。碳水化合物的能量储备最多只相当于 500 卡路里，脂肪则远不止。打个比方，你体重 70 千克、体脂含量 25%，意味着有超过 15 万卡路里的脂肪储量可以动用。

耐力训练有助提升燃料中的脂肪和碳水化合物的比例，也就是说，让更多脂肪充当燃料，这也是出于让运动更持久的目的。断食时，身体储存的碳水化合物最低，此时运动或训练，理论上有助刺激身体更多更好地利用脂肪作为燃料。

但并不意味着不需要碳水化合物，相反，一直以来，耐力运动员都被告诫要多多摄入富含碳水化合物的食物。期间原因相当复杂。说到碳水化合物，它以肌糖元的形式储存在肌肉里，随时准备分解成葡萄糖，为运动提供燃料。为什么说摄入充足碳水化合物很重要，无论是在运动前中后期，尤其是高强度运动中？因为激烈运动或长时间运动中，葡萄糖才是主力军——身体此时燃烧的主要是葡萄糖而不是脂肪，体内储存的脂肪只在缓慢稳步运动时才派得上用场。换句话说，如果想要更快、更高、更强，只能求助于葡萄糖。因此，运动营养学家建议，持续 1 小时以上的比赛或训练，应每小时补充 30~60 克碳水化合物，其形式可以是饮料、凝胶或固体食物。

由此可见，碳水化合物自有其存在的原因，千万不可一戒了之。但同时，我们也看到很多人都犯了同一个错误，那就是过度补充碳水化合物。这也是运动了半天却没有减肥的原因之一。要知道，一瓶普通运动功能饮料，需要半小时休闲骑行才能消耗掉，如果将它放在运动后的加餐中，就有可能在不知不觉中"超标"，甚至发现自己体重不降反升！

问：断食时训练会怎样呢？

答：早在 1988 年，美国军方开展的一项研究显示，一天不吃东西，体内葡萄糖含量不会降低。这项研究同时发现，运动强度适中时，参与的士兵在经过三天半断食后的表现与经过一夜断食后的表现一致，具体表现为训练强度持续时间等长，血糖含量也保持在同一水平。

发表在《Journal of Physical Activity and Health》（生理运动与健康学刊）的一项小型研究对健康者进行比对，结果发现断食 16~18 小时后再从事相对高强度运动 90 分钟，成绩并没有受到影响。有趣的是，饮用运动功能饮料并没有让他们感觉或者表现更佳。

与此同时，佩宁顿生物医学研究中心（Pennington Biomedical Research Center）发现，运动过程中摄入碳水化合物，实际上降低了基因参与脂肪代谢的作用。因此，运动中摄入的碳水化合物越多，身体动用储存脂肪的能力就越差！

只喝白水或不含卡路里的饮料，有助于运动时提升燃料中的脂肪比例，因为此时能够利用的葡萄糖更少了。如果饮用运动饮料，葡萄糖就会很快被释放到血液中充当即时燃料。杜绝这个步骤，身体就被迫动用脂肪储备作为燃料。

英国格拉斯哥大学针对 22 名爱好运动的男性开展了一项研究，一夜断食后再进行 1 小时的骑行测试，结果发现，饮用不含卡路里饮料的参与者，燃烧脂肪比例比饮用标准运动功能饮料者高出 41%。尽管两组人员消耗的热量大抵相当，但饮用运动功能饮料者要多摄入约 250 卡路里，差不多占到消耗量的一半。如果是以减肥为目标，没必要再多摄入这部分燃料。

另一项与骑行者有关的研究于 2009 年发表在《Journal of Strength and Conditioning Research》（力量与调理调研学刊）上，该研究认为断食时，将卡路里限制与运动结合，可导致力量与体重比增加，而且不会影响成绩。

即便你不是骑行或跑步的粉丝，只是单纯想减肥，早饭前运动也是有益的。发表在《British Journal of Nutrition》（英国营养学刊）上的研究表明，先步行 1 小时再吃早饭，比颠倒次序时能燃烧更多脂肪，尽管这个数量相当有限——只是区区 5 克，但滴水穿石，日久见奇效。

问：什么叫"低训练，高比赛"？

答："低训练"指在没有碳水化合物的情况下完成训练，此举旨在激励身体燃烧脂肪。有鉴于当今众多主流运动营养研究认定碳水化合物有助于提升比赛成绩，"高比赛"指比赛期间饮用标准运动功能饮料。

"低训练"不能简单理解为一夜断食后的训练，这时肌肉中的糖原含量仍然相对较高。为仔细研究这个课题，研究人员先让参与者进行不少于 1 小时的有氧训练，以充分消耗糖原储存。之后再完成接近 1 小时的高强度运动，期间只可以喝水。

新近发表在《Medicine & Science in Sports & Exercise》（运动锻炼医学与科学）杂志上的一项研究中，14 名训练有素的骑行者进行了为期三周的糖原消耗殆尽状态下的高强度训练，结果发现他们的计时赛成绩有显著提高。研究人员认为，这可能来自骑行者肌肉所产生的适应性反应，在适应了肌肉低糖原含量甚至零糖原含量后，身体更习惯动用脂肪储备作为燃料。另外，研究发现，参与者体内脂肪代谢酶含量增加，导致了脂肪氧化速率大幅提升。

《European Journal of Applied Physiology》（欧洲应用生理学学刊）中的一项研究显示，相对于饱食状态，男性在断食状态下从事适度和稳步的耐力训练，有助于激活肌肉合成中的因子。有趣的是，大多数有关低糖原训练的研究都以男性为实验对象。其实，运动中的能量代谢视性别而变化，一项发表在《Journal of Science and Medicine and Sport》（科学医学与运动）学刊上的研究观察到，女性在饱食状态下训练，也会导致脂肪代谢酶含量大幅提升。也许"低训练，高比赛"模式更适合男性，而非女性。

总而言之，这些研究显示，一边断食一边参加有氧运动不会损害身体，甚至还有助于身体适应高强度训练，更无需依赖运动功能饮料作为燃料。这对跑步或骑行的"死忠粉丝"，以及不习惯运动功能饮料者而言，无疑是个好消息。

值得注意的是，无糖原状态下训练也有风险，比如出现压力激素分泌增加、肌肉分解、疲惫和免疫力下降等。如果你决定一边断食，一边增加耐力训练特别是高强度训练，那么将其限制在每周一次最为保险。给身体足够的恢复时间，随时监控身体的反应，感觉到不适或疲劳时应立即停止。

案例分析

Alex 的真实案例

姓名：Alex

Alex 是一名私人教练，他定期开展力量训练，饭量也不小。他在2011 年 11 月找到了我，目的是想解决掉健身无法消除的顽固脂肪。

"我一直严格控制饮食，但并没有达到想要的效果。几年前，我第一次听说断食后，很想多一点了解，看看如何用它来改变身体成分。我上网查了一下，做了一番仔细研究，发现很多人认为断食是种好方法，既能减肥又能保持肌肉。因此我决定尝试一下。"

两个月的时间里，Alex 严格遵守一套高蛋白低碳水化合物食谱，结合以一天 16~20 小时的断食，目的是尽快去除体内脂肪。

"在这个阶段，我总共减去了 3 千克体重，全都是脂肪。我保持了肌肉质量，尽管有氧运动减少了。"

自那以后，Alex 提升了训练量，同时也提升了碳水化合物的摄入量。他要为参加划船比赛而训练，之后还要接受铁人三项训练。这个阶段的目标是降低并保持体脂含量，同时做好参赛准备。

为此，Alex 一周练习三堂力量训练，外加两堂有氧训练。他采取了保守方法以提升有氧运动量，即使用心率监测仪，然后逐步将训练时间增加到 45~60 分钟。通常他在中午训练，也就是主餐前，有时候也在早晨训练，但到了下午三四点会感觉体力透支。

"大多数情况下我都不折不扣地按照计划行事，唯一的例外是周末。周末有时我会喝上几杯。星期天我通常来一份大餐，烧烤外加甜点！因为我觉得先前卡路里减得有点过头了。当我开始划船训练时，饥饿程度一般在晚上达到顶峰。"

为缓解饥饿和疲惫感，Alex 在有氧训练后增加了一些碳水化合物，比如一大碗麦片粥。尽管 Alex 的主要目标是增加力量兼顾塑形，他还是在划船比赛中取得了优于预期的成绩。他的力量也增加了，可以举起更大重量，且每周持续进步。得益于此，他在铁人三项比赛中的名次也提前了。

"主要益处是，它让我认清到底需要多少食物。断食最大的力量在于减少接触食物的机会。我发现间歇性断食结合低碳水化合物食谱，对我来说效果最好。虽然大清早训练会在下午感到饿，尤其是高强度训练后对碳水化合物的渴求会增加，但我仍然坚持每天 16~20 小时的断食模式，只是在周六允许自己放松一下，吃些想吃的东西，只要不是垃圾食品就好。"

对于正在考虑将间歇性断食结合以高强度训练者，Alex 建议如下：

● 预留时间，不要妄想太快减脂；

● 削减碳水化合物一定要逐步进行，让身体代谢有时间适应；

● 训练结束后马上吃主餐；

● 每周留出一天放松。

Dana 的真实案例

姓名：Dana

和 Alex 一样，Dana 也习惯于刻苦训练，并且希望通过断食让身体更苗条。两年来，她一直有规律地健身，实际上身材已经很匀称了，但她仍然希望借助断食攻克最后一个堡垒：腹部脂肪。

Dana 制订的是一天 20 小时的断食计划，所有的进食都集中在下午 1 点至 5 点期间，其他时间一概不吃，这意味着必须在 4 个小时内吃完一天的食物份额。

"一般情况下我会严格遵守规定，不过有时候我会将就餐时间适当延长一两个小时。因为，将一天所有的东西在短短 4 个小时内吃完是很难做到的，尽管我分成两顿来吃，有时候还要加餐一次。还有，饭点显然没法运动，所以我把健身安排在早上空腹进行。这个时间段，我感觉身体轻盈，动作敏捷。"

3 个星期后，她减去了 2 千克。

"我感觉身体更轻了，肚子也扁平了，我还看见瘦肉增多了。"

Chaper 2

第二章

断食带你进入健康禅境

第一节
调到适合自己的断食频率

吃相显示个性

俗话说，"站有站相，吃有吃相"，从饮食习惯不但可以一窥修养，还可以看到个性。心理学研究发现，通过对待食物的态度可以窥见人的个性，比如细嚼慢咽型通常会优先考虑自己的需求，而喜欢尝鲜者大多心态开放、喜欢变化。

每个人的饮食习惯都是既定的，因而很难改变。断食改变的是饮食模式而不是习惯。因此，一种断食法可能适合某人，但不一定适合另一人。比如，通过身边的家人和朋友，我就发现了不少有趣的饮食习惯，我把它们大致归纳为：

● 大男孩型。这种类型者看似永远长不大，无论年纪多大还是喜欢吃彩色卡通包装的食物，点菜也只在乎"色"而不看重"味"。还有，这些人多半都认为世上没有东西比得上妈妈做的饭菜。

● 囫囵吞枣型。我们都见过这种类型。也许是因为他们实在太忙了，或者成天带着使命感，总感觉吃饭是在浪费时间。早上抓一个馒头就走，中午扒拉两口盒饭了事，晚上即便面对酒席，也只是在不停地谈工作，很少动筷。但他们都有一个特点，就是正经饭不好好吃，却会时不时手捧一杯咖啡，桌上也永远堆满了零食。

● 讲究品味型。通常，他们在工作日比较自律，吃得相对简单，但会在周末犒劳自己一番。或者一天中早饭和午饭对付一下，晚饭则会做两个小菜，喝点小酒。

● 没心没肺型。他们对吃什么不太在意，简而言之就是吃什么都行。奇怪的是，他们的体重就是不增加。这是怎么回事？如果你观察够仔细，就会发觉其实他们相对单纯，一是只在饭点时吃，二是吃饭其实也是为了完成一种任务。最关键的是，他们不会在郁闷的时候吃东西。

● 强迫型。不停翻阅营养书籍或上网查询，根据自己的体质和各项指标制订"规范"食谱，逼迫自己就范。他们也有可能过度挑食，执拗地认为自己对某种食物过敏，或者某种食物就是不适合自己，尽管医生和营养学家都认为毫无问题。

● 自由散漫型。这种类型是没心没肺型的升级版，他们想吃什么就吃什么，只在乎口福，不在乎大腹。但偏偏越是这样，越是不长肉，令人十分不解。

好吧，也许我夸张了，但这些基本上可以涵盖不同的饮食习惯。你可以对号入座，也可以自成一派，但或多或少会有所对应。说这些是鉴于个性和习惯的存在，我们不会采取"一招鲜，吃遍天"的方法，而是在考虑到不同体质、不同生活方式和不同饮食习惯的基础上，提供个性化、甚至堪称定制式的断食法。

首先，花几分钟时间，记录下昨天吃的每样东西。还有，有多少次吃东西是因为身体给了你信号告诉你饿了（比如肚子咕咕叫），还是为了别的什么原因而吃？比如：

- "我一直是在这个时间吃。"

- "我不想把它浪费了。"

- "我抵御不了诱惑。"

……

假设你真想尝试一下断食，第一步就是找到一种最适合你个人、最匹配你生活方式的方法。为此，我们总结了一些要点：

- 断食对于两性的影响略有不同。

- 不同饮食习惯的人在断食时会有不同的生理反应。

- 如果目标是治病，那么果蔬汁断食最好。

- 如果目标是身材健美和体形匀称，日常断食最合适。

- 如果目标是给生活叫一个暂停，那么也许前往静修所进行一次果蔬汁断食才是最佳选择。

为方便起见，我把断食简单分为日常断食和果蔬汁断食两种。无论采用哪种方法，无论哪种方法最适合，都需要遵循必备的营养守则，这一点很重要，我将在下文中详细列出。不断食的时间段，必须吃得好、吃得到位，可以涵盖所有的天然食物，但尽量摒弃加工食品。怎么知道是加工食品？如果包装上的标签读起来拗口，那么此食品多半含有人工合成添加剂。

日常断食和间歇性断食

日常断食是一种长期性质的断食模式，其目的是在融入日常生活的前提下取得效果，因而受到健身教练、资深健身者以及"终极"运动员的推崇。还有一个原因，虽然它非常生活化，却具备不可思议的减脂效果。日常断食在社会名流和明星中也非常流行，当然也包括对健康超有意识、频频探寻纤细且健康身材的天生丽质者。

间歇性断食是日常断食中最常见的一种。顾名思义，采用间歇式断食，需要在两餐间留出长长的间隔期。间歇性断食至少要保证每周一次的频率，可以一周一次或两次。断食时随机跳过几餐，或者每天只在固定时段进食，其余时间一概不吃。后一种情况中，"窗口"一天只打开4~8小时，一日三餐或者多餐都必须在这个时间段之内完成。

间歇性断食有许多衍生，比如时下很多人都在热议的 5:2 断食模式，也就是一周有两天大幅限制热量摄入（控制在约 500 卡路里），还有一种方法更进一步，即隔天断食。

许多资深健身者还会使用另一种断食方式，称为 16:8 间歇性断食，以帮助他们达到兼顾流线体形及增加肌肉的目标。16:8 指 24 小时内有 16 个小时断食，其余 8 小时可以进食。为达到一天内 2/3 的时间禁食，你可以选择跳过早饭，也可以省去晚饭，但无论采用哪种方式，都要确保吃饭时摄入的食物的质量。

大多数情况下，找到最合适的模式需要一段时间，其中不排除变通。归根结底，让断食适应你的生活才是关键，而不是你去适应断食。

相对而言，隔天断食难度要大一点，毕竟两天中有一天只能摄入500～600卡路里的热量，换算成食物实在没有多少，也很难满足营养需求。实际上，除非出于医疗原因，我不建议使用这种方式。非要如此，最好同时服用一些补充剂。

还有一种更为极端的清水断食，每周有一天全天24小时不进食，只能少量饮水以保持身体不脱水。同样，这种方法难度太大，我也不建议使用。

说了这么多断食的可怕之处，希望没有吓着你。实际上，断食不一定非要那么艰苦，时下在断食拥趸者中流行这样一种趋势：每周挑选一天放松一下，周末或任选一天都可以。实践证明，这种做法不会带来影响，只会让你更容易坚持。不过要小心，不要让放松变成放纵，更不要暴饮暴食或者将营养守则抛在脑后而大啃垃圾食品，这样的话，极易导致前功尽弃。

如果你希望一边断食一边保持运动，那么目前通用的做法是，男性朋友最好将一天中的主餐放在锻炼结束后，这对于增长肌肉、燃烧脂肪再好不过；女性朋友最好先进餐再运动，实践显示这样更有益。

日常断食适合你吗

想知道日常断食是否适合你，不妨做几道简单的选择题，在你认为符合现状的陈述前打钩：

- 我的主要目的是去除肚腩／啤酒肚／"救生圈"；

- 我希望增长肌肉，或者看上去更有"线条感"；

- 我试过其他减肥计划，但都坚持不下去；

- 我想要一个能够长期执行的饮食计划；

- 一两顿不吃对我来说没什么。

如果你打钩的项目不少于三个，那么日常断食大有可能非常适合你。否则的话你可能需要尝试果蔬汁断食。

好了，现在可以尝试下日常断食了，不过先要回答下列问题，帮助你确定断食的频次以及两餐间的间隔时间。

1 通常你在什么时候感觉最饿？

a. 上午。

b. 下午或晚上。

c. 我的胃口时好时坏。

2 你一顿吃多少？

a. 午饭晚饭都吃饱。

b. 午饭吃饱，晚饭吃少。

c. 我总是吃吃停停，很少饱餐一顿。

3 你一般什么时候吃午饭？

a. 一般比较早，因为我不吃早饭。

b. 我会花点时间吃午饭，因为它是一天中的主餐。

c. 我很少有时间正经吃午饭。

4 描述一下你典型的晚饭？

a. 我和家人或恋人一起吃。

b. 我随便抓点，很少坐下来吃。

c. 都不知道哪种才算典型，不过我每周至少在外面吃一次。

如果你的回答：

以 a. 居多。不妨尝试一下 16:8 断食模式，每天跳过早饭。大多数实践者认为，12 点左右吃午饭不是很难，晚饭则在晚上 7 ~ 8 点开吃，这也符合很多人的作息规律。

以 b. 居多。同样可以尝试 16:8 断食模式，不过变成跳过晚饭。除了早饭和午饭，关键在于下午可以有一顿加餐。从道理上来说，跳过早餐是睡眠状态的延续，而省略晚饭则变成了睡眠状态的提前。两者视个人生活习惯而定。需要注意的是，如果选择"过午不食"，那么需要保证一天的进食总量，同时确保营养均衡。你可以根据早饭时间来设置"窗口"关闭的时间，比如早上 8 点吃早饭，那么之前一顿应该是前一天的下午 4 点。注意，如果你喜欢睡前小酌一杯，那么宁可选择省略早餐的模式也不要省略晚饭，因为空腹饮酒危害无穷。

以 c. 居多。可以尝试一下 5:2 断食模式，即一周中有五天正常饮食，无论是一日三餐还是少食多餐，其余两天则严格遵守每天摄入热量控制在 500~600 卡路里的规定。如果你的生活方式不够规律，这种方式最适合你。你只需要确保两个断食日不要连着，中间至少隔上一天。

一旦找到适合自己的模式，就可以长期拥有，帮助你达到目标体重，并收获长久健康。但是，如果出现健康状况或者体重不足，或者正在备孕，或者已经怀孕，应立即停止、寻找原因。对女性来说，最好避开月经开始前的一周，因为此时最难控制食欲。在本书的最后一章中，你可以找到实用的断食计划，以及大量相关食谱。

果蔬汁断食

果蔬汁断食这个概念并不新鲜，它源自古老的治愈法。如今，由此衍生的自然疗法、营养医学以及清洁疗法等都包含了果汁断食。尽管通常意义上主要用来对付一些疑难杂症，但果蔬汁断食却在不经意间带来了显著的减脂效果，因而广受欢迎。典型的果蔬汁断食日，一天只能喝五杯果汁外加一碗蔬菜汤，此外一概不吃。当然，你必须让这些营养物质和水分地摄入平均分布在一天 24 小时内。

实际上，除了允许摄入的食物类别不同，果蔬汁断食与间歇性断食的区别还在于断食的长度。果蔬汁断食是短期行为，只需要一个"疗程"，间歇性断食要融入生活。除此之外，还有一个显著区别，果蔬汁断食需要更好的环境，既然它更像医疗，那么"住院"才最好，这样才能保证必需的休息和放松，一个良好的专业外部环境是创造自愈内部环境的基础。另外，果蔬汁断食也是种排毒过程，身体需要不受干扰地自我修复，这也是果蔬汁断食静修所通常设在温泉水疗胜地而非热火朝天的健身房的原因。

理想状态下，果蔬汁断食为期 2~5 天。前两天通常最难挨，但付出是值得的，至少坚持三天就可以看到效果。根据我本人对果蔬汁断食的亲历和研究，我认为 5 天或者接近 5 天正好，如果时间再长就需要更好的专业管理，而且只有当身体储备（体脂）充足的情况下才保险。当然，果蔬汁断食的效果也是非常显著的。一般来说，不到一星期就可以安全地减去 2.25 千克体重！

除了一年一次为期 5 天的果蔬汁断食，还可以每 3 个月利用一个周末进行一次为期两天的果蔬汁短断食，作为一种有益的补充。这种做法时下颇为流行。相比间歇性断食，果蔬汁断食效果更明显，可能引起的反应也更大，为安全起见，开始实施前，一定要确保自身状况符合要求，一旦出现不良反应应随时停止。

果蔬汁断食适合你吗

想知道果蔬汁断食是否适合你，先在下列符合现状的陈述前打钩：

- 我的主要目的是改善不良症状；

- 我担心年龄增长会给健康带来影响；

- 我觉得定时跳过一餐很难；

- 我可以安排出 1-5 天，专门用于果蔬汁断食；

- 我希望找到一种快速减肥法，要立即起效。

如果你打钩不少于 3 个，那么说明短期的集中式果蔬汁断食大有可能适合你。你可以在下文中找到实用的果蔬汁断食计划，以及大量相关食谱。

为果蔬汁断食创造条件

许多果蔬汁断食计划都是仕温泉进行的，这里有桑拿、按摩，还有瑜伽等课程。家里可没有这个条件。我本人也曾试过在家里进行果蔬汁断食，但事实证明这种想法有欠考虑。有一次，我好不容易榨好的果汁被刚学会走路的小儿子碰翻；还有一次，我刚把榨好的果汁放进冰箱，一个转身就被放学回来口渴难耐的大儿子一饮而尽——事情最终以我答应给他买自己的冰箱而告终。

因此，如果你可以创造一个不受干扰的空间，静心开展果蔬汁断食，那再好不过，不然的话，还是去静修所吧。第一次果汁断食前，要三思而后行，尽可能多地了解。要先做好营养基础知识的预案，你也可以参照我的"倒计时"计划，至少尝试 3 天，确保自己能够遵守果蔬汁断食的营养守则。

最后，果蔬汁断食时通常只喝蔬果汁，其中不含纤维或果肉。我们知道，纤维或果肉有助排出宿便，没有了这些，必要时可能需要借助洗肠来帮助身体排毒——好在大多数静修所都提供一条龙服务。

活在断食的简约世界里

和其他众多节食法相比，我之所以喜欢断食，纯粹是因为它简单易行。基本上只需要偶尔抬头看钟表就行了，这比不停计算卡路里要容易得多。在这个太过复杂的世界里，断食堪称一种至简的健康生活方式。

难得有像它这样的方法——简单明了，一学就会。实际上，没有一种节食手段可以做到如断食般实用且更易深入日常生活的层面，因此长远看来，它们都很难持续。这也是本书中的营养守则与断食计划都扎根于如假包换的健康饮食理念之上的原因。

断食的负面清单

生活中难免出现一些陷阱，分散你的注意力、诱惑你的意志力，或者将你带离目标，它们都是断食的负面清单。

你的朋友圈、生活方式、饮食习惯以及睡眠质量决定了断食能否成功融入你的生活。如果你有一些值得信赖、给你支持的朋友，将有助于你事半功倍。真正开始断食前，确保阅读了本书并进入断食状态，做好身心两方面的准备，也是大有助益的开始。最重要的是，断食日之外你吃什么？断食营养守则必读，断食计划等章节帮助你饮食更合理。

冷水浴和咖啡因

有人习惯洗冷水浴，而且认为它有助于减肥。但事实是，尽管运动员也会利用冷水浴作为理疗手段，比如缓解运动后的肌肉酸痛（我也曾在跑完马拉松后运用过这种方法），但称它为减肥利器却未必有道理。我们知道，洗冷水浴先冷后热，这是因为浴后体温会升高。体温升高导致多余热量消耗，但这并不是减肥的依据，很有可能这些因体温上升而消耗掉的热量，被浴后一杯咖啡或一杯奶茶抵消了。即便不是如此，冷水浴对于消耗卡路里的功效也可以忽略不计。如果你洗冷水浴不是出于减肥，而是出于提振精神，那么可以在热水洗脸后泼一些冷水以代替。这种方法有利于血液循环，有人甚至认为它有益于使头发增加光泽。

至于咖啡，其实我和你们一样喜欢。但是一边断食，一边通过摄入咖啡因来促进热量消耗，同样没有帮助。有熬夜复习经历的同学们都知道，咖啡因对于振奋精神、克制睡意有用，那是因为它能作用于中枢神经系统。然而，用得太多，咖啡因就会失灵，而且破坏睡眠。睡眠不充足，自然而然地就想吃东西，特别是碳水化合物。有鉴于此，根据我们制订的守则，咖啡因只能适可而止，一天不得超过两小杯，尤其不能喝大杯拿铁！如果你实在需要咖啡因刺激，建议换成绿茶试试，绿茶同样含咖啡因，但它还有大量茶多酚，具备抗癌的潜力。

第二节
男人这样做，女人那样做

男女对断食的反应有何不同

之前已经说过，我们的祖先曾是猎手，当食物短缺时，他们（通常是男性负责外出觅食）需要保持体力，甚至要变得更强壮。空腹状态下跑得快、能搏斗，生存概率才能提高。这种基因代代相传至今。由于人类基因在最近一万年来并没有显著变化，因此今日之男性应该也能胜任空腹运动和锻炼。至于女性，一些研究人员认为断食可能会带来影响，特别是对生育能力有所影响。为此，现代科学进行了一番验证。

- 全美衰老学院（National Institute on Aging）主持的一项研究显示，雄性实验鼠经历了为期 6 个月的间歇性断食后，其行为与未经断食者相似，且运动模式和大脑表现都与断食前相似。

- 经历断食的雌性实验鼠在普通睡眠时段更为警醒，在脑力测试中成绩更佳，而且往往更好动。它们的肾上腺（分泌压力激素的器官）也有所生长。

- 断食的雌性实验鼠中，有 42% 出现月经不规律，2% 出现停经。

处于持续节食（比日常所需低 40%）状态的雌性实验鼠结果则更糟——91% 出现了停经。这意味着限制热量摄入可能会对生育能力产生不利影响。

● 一项针对女性的研究表明，大多数参与的女性在经历了为期 2~3 天的断食后，保持了正常的月经周期，但体内负责卵子成熟和释放的激素含量产生了细微变化。

● 正如前文所说，有证据表明先进食后运动有助女性肌肉增长，而男性则正好相反，空腹锻炼可以表现同样出色。

● 美国佩宁顿生物医学研究中心（Pennington Biomedical Research Center）针对隔天断食开展了一项研究，观察到女性参与者出现了胰岛素敏感性以及葡萄糖耐受性下挫，而男性参与者的代谢反应均属正常。不过，一项更新的研究发表在国际肥胖学刊（International Journal of Obesity）上，研究涵盖了 107 名超重女性，结果发现相比只减少热量摄入者，一周断食两天的女性 6 个月内胰岛素敏感性得到改善，呈现出增长现象。

● 其他研究中，男女对断食的反应似乎并没有太大差别。

总而言之，基于目前的研究进展，男性受益于断食的似乎是力量和速度的提升，而女性则因此变得思路更清晰。负面影响是断食可能会影响女性生育力，而且断食期间最好不要摄入容易造成血糖飙升的食物。然而，归根结底，这些研究规模还太小，不足以覆盖更多人群。因此，断食反应究竟是否存在性别差异，存在着怎样的差异，还有待深入细致地去研究。

那么，男性和女性在断食时分别应该注意哪些？

女性断食要考虑生理周期

接下来的篇章中，我们要谈些女人间的话题，男性读者请不要离开，对她的生理特点多一些了解只有好处没有坏处——女人欣赏懂得自己需求的男人。

上一节提到，过度节食可能会影响女性生育力。与之对应的是，研究同样发现超重也有可能影响生育。有鉴于此，想要孩子的话，断食时要密切监视月经周期的变化，如果你正在积极备孕，那么不妨暂停为妙。

与男性不同，断食会造成女性体内激素起伏，导致情绪波动以及月经期间食欲的变化。掌握月经周期，了解月经周期对胃口、体重以及情绪的影响，等同于掌握了一把钥匙。经常有女客户问我，为什么在某个时段，体重称像是卡住了一般，有时甚至还会多出几千克？答案是每月体内激素的变化所致。激素含量上升导致食欲增加，也造成了体内更多水分堆积，自然而然会让减重停滞不前。

月经周期的上半阶段，体内雌二醇含量逐步上升。雌二醇又叫求偶素，是雌激素的一种。研究显示，伴随着雌激素含量增高的往往是食欲下降，反之则相反——这也解释了为什么停经后体重会增加。研究显示，月经后的几天是开始减肥计划的最佳时期，也是考虑断食的最好时刻。相反，食欲在排卵后达到顶峰，此时开始减肥很难。针对整个月经周期内的能量摄入，加拿大渥太华大学（University of Ottawa）开展了一项研究，结果发现，月经的下半个周期，参与的女性平均每天多摄入了

87~500 卡路里的热量。然而，这并没有对体重产生实质性影响，因为与此同时身体代谢速率同步提升，抵消了多摄入的热量。

值得注意的是，研究中的对象本意并非旨在减肥，而且研究也未涉及月经周期对减肥的影响。月经上半周期减肥更有效果，更多是源于无心插柳。至于月经下半周期，如果发现体重称"卡住"，不要过度逼迫自己。这可能是体内水分堆积所造成的。女性经前为什么容易留住水分？其成因尚不明确，但多半与激素有关。无论如何，避免进食过多加工食物（高盐分和高精制碳水化合物食物）有助于控制局面，问题是，这时候我们最渴求的恰恰是这些食物！

月经周期

接下来，让我们详细了解在 28 天的特有周期中，女性身体、体重、情绪、食欲会经历哪些影响和变化，以期制订出合理的断食计划，真正让断食融入日常生活。

第 1 天

孕激素含量及雌激素含量降至最低，月经周期开始，经前综合征得以缓解。当天应保持充足水分，心情放松。一杯温热的生姜茶或覆盆子茶有助缓解焦虑。

第 2 天

你会体验到雌激素的含量上升。如果经血多，应补充富含铁质的食物，比如瘦肉、豆制品、绿叶菜、有色水果、海带、木耳等。同时多吃含维生素 C 的食物以促进铁的吸收。

第 3 天

感觉疲惫是正常的，这周应避免糖类，否则，在血糖初次上升后会感觉更疲惫，甚至会觉得前所未有的累。

第 4 天

感觉会稍好些，身体不那么虚弱了，也许还想活动活动手脚。可以做一些温和运动，比如瑜伽（不要翻转，除非经期结束）、太极、普拉提或者气功等。

第 5 天

可以着手准备断食养生法了。将冰箱清理一番，把所有垃圾食品请出去。制订一周的食谱，同时采购健康食品。

第 6 天

子宫内膜已经开始修复，感觉不那么受激素左右了。今天是开始断食的好时机。如果你选择 5:2 断食法，今天就可以将热量控制在 500卡路里。

第 7 天

感觉平静得多，不再感到紧张，因为经期已经结束。与此同时，不再觉得那么馋了。吃一顿健康的晚饭，补足新鲜蔬菜和水果，对蛋糕和饼干等富含糖的食品说不。

第 8 天

激素的影响降至最低，此时感觉头脑清晰，仿佛准备好了撸起袖子大干一场。如果你选择 5:2 断食法，那么明天正是断食的好时机。

第 9 天

你会感觉精力充沛，因为身体准备排卵了。这周适合加大有氧运动量，也可以从事其他运动。

第 10 天

雌激素水平上升，身体产生更多促进卵泡形成的激素（FSH）以及促黄体生成素（LH），促使卵巢排卵。研究发现，断食可能会造成这些激素含量降低，这也是如果你试图怀孕，就建议停止断食的原因。

第 11 天

排卵之前雌激素含量飙升，让你形象更性感，感觉性欲也更强。抓紧机会，犒劳自己一顿浪漫晚餐！

第 12 天

如果你的周期是 28 天，今天的雌激素水平将达至最高。你会注意到食欲不比往常那么旺盛，所以今天也是断食的好日子。

第 13 天

感觉下腹部轻微痉挛，这就是经间痛，因为卵巢正准备排卵。女性一生会排出约 500 个成熟卵子（约每月排出 1 个，50 岁左右停经），不算多是吧？其实，我们体内有多达 200 万个卵巢内的囊泡，但其中绝大多数都退化或浪费了。

第 14 天

排卵就在这两天（排卵日大约在下次月经前 12~16 天）。卵子从卵巢排出后，沿输卵管进入子宫，这一过程需要三四天。

第 15 天

感觉会有些热，因为体温上升了1℃左右，原因是排卵后体内孕激素含量上升。感觉也会随之提升，尽情享用一顿色香味俱全的大餐吧，比如有机瘦牛排或西班牙海鲜饭。

第 16 天

排卵后，进入月经周期的下半段。体内孕激素水平开始上升，雌激素含量则开始下降。关于这个阶段的断食，只有一个小规模的研究，显示 LH 和 FSH 含量有所降低。不过，在这个阶段，这两种激素含量理应下降。

第 17 天

孕激素含量上升，造成肠道不畅，可能引起便秘。应注意摄入高纤维食物，比如豆类、西蓝花、卷心菜、苹果以及全麦食品等。

第 18 天

因为孕激素的作用，乳房可能轻微增大。研究显示，这个阶段断食对孕激素含量没有影响，但有可能会影响瘦素的分泌。如果此时发现胃口越来越难以满足，应该考虑只将断食放在月经周期的上半段。为保持瘦素水平，可以补充一些果汁。

第 19 天

如果患有经前头痛，就不要在经期前一周进食巧克力、橙子和红酒。还有人发现玉米、小麦和鸡蛋也会造成头疼，保险起见经期前一周将它们暂停。

第 20 天

经前综合征开始出现，比如焦躁、乳房肿胀、头疼、容易掉眼泪等。研究发现，每隔 3 小时或者睡前 1 小时摄入少量全麦碳水化合物，有助缓解经前综合征，至少 70% 的女性如此。水果奶昔也行。

第 21 天

如果感到乳房肿胀，要减少饮食中的盐分，让身体保持更多水分。避免加工食品和半成品，它们通常很咸。同时多喝水，充分冲洗体内系统。

第 22 天

血清素（一种让人感觉快乐的化学物质）含量开始下降。香蕉中所含有的色氨酸是血清素的基石，这个时期吃根香蕉有助避免情绪抑郁。其他含色氨酸的食物还有亚麻籽、荞麦（最适合做煎饼）以及鱼油等。

第 23 天

今天不要做决策，也不要去实体店购买衣服，因为体内激素的变化会蒙蔽你的判断力，而且今天你会感觉左右都不爽。此外，你还对疼痛特别敏感，因此今天不要看牙医、脱毛或者文眉。

第 24 天

出现一阵难以抑制的食欲，尤其渴望甜食或者一大碗面条。手头要常备一些健康零食，容易产生饱胀感的最好，比如干果加坚果。另外，植物蛋白对解馋特别有效。还可以吃些有嚼劲的新鲜蔬菜，或者燕麦饼干配低脂奶油干酪，可以满足一下身体对甜食的渴望。

第 25 天

皮肤感觉油腻，看上去黏黏的，因为雌激素水平下降导致皮脂和油脂分泌。最好每天清洗两次，使用专门针对敏感肌肤的洗浴产品。另外，保证充足饮水量（1天2升）。

第 26 天

到了月经来临前一两天了，这时候可能会痛经。这个礼拜可以多吃点富含脂肪酸的鱼。研究显示，女性摄入富含 w-3 脂肪酸的三文鱼、沙丁鱼和鲭鱼等，有助于缓解经前症状。另外，w-3 脂肪酸等必需脂肪酸还能起到调节激素的作用。

第 27 天

经前综合征达到顶峰。在菜篮子里添加足够的绿色蔬菜，它们富含钙、锰和钾等矿物质，有助于安抚神经系统、减少焦躁，并且帮助缓解痉挛。用新鲜绿色蔬菜榨汁也是个不错的主意。

第 28 天

感觉特别脆弱，生理上和情绪上都是如此。忌食生冷，多吃暖和舒适且易于消化的食物，比如麦片粥、甘薯，烤苹果或者砂锅等。舒服吃一顿后，早点上床睡觉。

小结：

● 经期结束后的几天是断食的好时机。

● 称体重时，别忘了记录是周期中的第几天。经期前两周，体重容易居高不下，甚至增加 1 千克左右都属正常。关键是对比每个月的"同比重量"。

- 使用身体成分测量仪，测量体内水分含量，此举有助确定体重变化是否出于体内积水。

- 月经下半周期的两周内，手头多放一些健康零食，比如坚果、燕麦饼干、减脂酸奶等，既是为了解馋，也是为了避免断食后摄入过多的糖类和脂肪。

- 渴望甜食时，来一份水果奶昔。它含单糖和复合碳水化合物。有研究表明，它们有助缓解经前综合征，抑制对糖和脂肪的渴望。如果你选择 5:2 断食模式，可以在食谱中加入水果奶昔。

- 好动的断食者，应将运动和锻炼安排在两餐间。比如，如果你选择 16:8 断食模式，在黄昏时分/晚饭前运动最好。如果你选择 5:2 断食模式，不要在断食日运动，而是应至少等到第二天早饭后。

- 一旦注意到月经周期异常，应该暂停或者更换断食模式。

男性断食须磨炼意志

在这个遍布"暖男"和"女汉子"的时代，男女间真的无限靠拢，彼此调和了吗？"第三性"真会崛起吗？醒醒吧，男人和女人真的不同！我们说的既是生理特点，更是心理取向，尤其是自我形象、饮食习惯，还有运动方式。

其实，只要稍加留意，就不难发现：

他喜欢看球，她喜欢看韩剧；

他喜欢看历史剧，她喜欢看宫廷剧；

他说她反复无常，她说他永远长不大；

她说："酒那么难喝，烟那么难抽"，他说："文眉那么痛，化妆那么烦"；

他不吃水果，她酷爱水果；

他无肉不欢，她无菜不欢；

他感冒只喝水，她感冒吃一大堆药；

他每月穿相同的衣服，她每天穿不同的衣服

……

这些不过是沧海一粟，男女间的潜在差异不是本书探讨的目标。根据性别采用不同的断食方式才是本书关键。

要男人断食不是件容易的事，不但因为他好吃，更因为他宁可通过运动和锻炼来减肥，也不会牺牲口腹之欲。然而，事实证明，相比健身和运动，断食才是更好的减肥方法，尤其对于对付顽固的最后 4.5 千克脂肪而言。

过去，一提到减肥，令人联想到的莫过于狠练三九加狠心割爱（啤酒、火锅），但一来减肥不必那么自虐，二来这些也未必有效，即便有用也难以持续。就算你受得了嘴里的寡淡滋味和浑身的肌肉酸痛，还有那没完没了的热量计数等着把你逼疯。断食则不然，它为男性提供了一个全新的视角和方法。尤其具有吸引力的是，间歇性断食有助保持肌肉，堪称减肥与塑形两全其美。

男性断食的挑战

作为研究的一部分，我曾经问过周边一些男性朋友，是否愿意尝试断食，他们提出的问题虽不致令人啼笑皆非，却也不乏有趣的亮点。

问：听起来不错。那么说，只要少吃几顿就可以变得像健身杂志封面模特一样了？

答：那倒不一定。要想断食成功，首先要吃得好。不能断食一结束就冲进快餐店，或者狂拨披萨外卖的电话。这一点，在我的食谱和菜单上都已经写明。

问：断食多久可以见效？

答：耐心，我的朋友。毫无疑问，断食的最大挑战是不吃早饭。不用担心，两周后想吃早饭的欲望就没那么强烈了，要不了多久就会看到体重和体形两方面的改善。

问：我不喜欢也不擅长计算卡路里怎么办？

答： 男人大多不喜欢枯燥地计数，所以 16:8 断食模式可能比 5:2 断食模式更适合，因为你只需要省略一餐，而不需要任何计算。实际上，16:8 断食模式正是由男性健身教练推广的，其思路也是男性化的。不需要计算的还有果蔬汁断食，条件允许的话，它是相当快速且高效的方法。

问： 我缺乏定力，尤其难以坚持节食，有什么办法吗？

答： 即便只是定期限制或减少卡路里摄入，也会有人觉得难受，尤其是对饭量大、体力消耗多或者喜爱甜食者来说。规划很重要，应尽快制订符合自己体质及需求的食谱。退一步来说，只要遵照营养守则，就不会有问题。

最后，还是要多说一句：小心为妙。断食切忌一蹴而就。要知道，男人大多黑白分明，不懂变通，但对待断食一定要有耐心，毕竟它是生活方式的一大转变，需要磨合、适应、变通和选择。

第三节
让自己进入断食禅境

创建关联感

我们彼此都是独立的个体，但我们从未孤独过，离开了与社会和他人的关联，我们将一无是处。因此，当我决定写这本书时，暗自下了一个决心，一定要将科学或营养学所无法解释的部分写出，也就是断食的感受，那种只可意会不可言传的感觉。断食帮助你与自己、与他人创建关联，而任何能够创建关联的事情都有助身心的治愈。

观自在

如何形容断食带给人的心灵状态，或者准备好迎接断食的那种状态？我想到了佛家的智慧。"观自在"一词正好适合断食后的心灵状态。在这个忙碌和浮躁的世界，面对噪声、压力以及太多人的"看好"，我们的确身不由己了，甚至忘了自己还有真正的喜好和追求。多少次，在我的诊所、工作室和静修所，我发现顾客们彬彬有礼的外表下面，隐藏着敏感脆弱的心灵。这正是需要断食的原因。因为，断食善于让深埋的情绪流露，且往往带着一股出人意料的爆发力。

断食可以是一种释放。一种相当微妙的感觉，却很能治愈。毕竟，数千年的沿袭赋予了断食洞见自我的能力，帮助你构建与外力的联系，尽管你看不到这种力。

身体准备好断食前，需要让头脑和心境先进入断食状态，冥想、瑜伽、自我意识控制等方法殊途同归，能帮助你尽快进入状态。

冥想

冥想可以帮助你进入断食的心灵状态。这也是我建议初学者前去静修所的原因。冥想对身心的影响可以从科学角度予以解读。冥想期间，心率下降，血压回落到正常。新近研究显示，冥想还能提升机体免疫系统的能力，减少自由基数量，由此延缓衰老的进程。

有关冥想的好处不乏论述。但是，明白的心境、明白内心的力量，并非仅仅事关掌控思维，或者能够在消极的时候尝试积极思维，而是拥有一种能力，引导注意力任意转向或者抽离的能力。

话说回来，如果你如同芸芸众生，沉溺俗世良久，也许体会不到那种感觉，断食中可能出现的"神迹"同样需要用心捕捉。因此，除了循序渐进，还要借助一个柔和、设施齐全、安静的环境，完成身心两方面的重启，甚至达到精神层面的重启。断食也是如此，它一开始就需要意志力，之后随着一步一步取得进展，还需要付出相应的耐心。

其实我刚开始冥想的时候，有点心急，也太过用力了。后来我明白，与其费力研究心理学，或是逼迫自己脸上现出"禅意"，不如静心体验。

你可能好几个小时都颗粒无收，然后，正当你准备放弃时，一道闪光出现，在这电光石火的一刹那，你看到了过去的事情，它们原本可以以另一种方式发展，你明白一些实在过于微小的事物原来会产生如此巨大的影响，甚至顿悟出，只需些许改变，事情就可以变得那么简单。真的，许多大思想家都在谈论突破性思维和灵感，包括著名的爱因斯坦，他说一个问题不可能得以解决，除非你的意识达到同等层面。

那么冥想和断食有什么关系？举例来说，如果你感觉不舒服，习惯性的反应便是求助于食物，那么冥想可以留出一个空档，让你弱弱地问一声：为什么会这样？有时，你会有明确的答案，有时没有答案——你还需要时间。

瑜伽

通常来说，瑜伽和冥想秤不离砣，砣不离秤。调皮的同学看过来，瑜伽是保持注意力的好方法，不需要盘腿而坐，也能进入放松舒缓的状态。瑜伽有很多种，如何选择适合自己的方式？一个简单的法则，如果你跨出教室时感到四肢伸展，仿佛长高了 2 厘米，同时感觉自信心爆棚，那就是适合你的瑜伽。针对目前流行的瑜伽流派，我的建议是：

- 如果你生性温和，不妨尝试一下哈他瑜伽（Hatha）；

- 如果你讲究精准和细节，选择艾扬格瑜伽（Iyengar）；

- 如果你看重瑜伽的精神层面，可以学习斯文南达瑜伽（Sivananda）；

- 如果希望瑜伽有助睡眠，阴瑜伽（Yin）是不错的选择；

- 如果有健身基础，可以试试阿斯汤加瑜伽（Ashtanga）和流瑜伽（Vinyasa）；

- 如果想痛快出一身汗，那么投入热瑜伽（Bikram）或高温瑜伽（"hot yoga"）吧。

自我控制

身为"虎妈"或"猫爸"，你有没有听说过斯坦佛大学的棉花糖实验？这项研究最早在 20 世纪 60 年代由斯坦佛大学心理学家迈克·米歇尔（Michael Mischel）发明，目的是发现幼童抵御诱惑的能力，并且分析这种能力对于长大成人后的影响。研究人员给 4 岁大的孩子一颗棉花糖，如果他 / 她能抵御住诱惑，暂时不吃，回头就再给一颗以示奖励。结果发现，抵御能力强的孩子多半擅长自我转移注意力，比如唱歌、玩鞋带等。有趣的是，这些孩子在标准测试中往往得分更高，成年后 BMI 也更低。

这个实验对我们有何启示？实际上，我们，尤其是男人们，仍然停留在 4 岁的水平。研究显示，男人的自控力并不见得高于 4 岁儿童——有实验为证，2011 年一项对于棉花糖实验的跟踪研究显示，4 岁养成的性格会一路延续至今（据说这和大脑配置有关）。因此，当初难以集中注意力，现在仍将如此，除非施加自我控制。

说一个题外话，能够进入斯坦佛的无疑都是尖子生，成为研究生的更是翘楚。然而，斯坦佛商学院研究生院的一项实验却证明，聪明并不

轻断食减肥计划
EAT, FAST, SLIM

114

代表着有意志力，也就是说两者并不挂钩。实验将几十名本科生分为两组，第一组的任务是记忆两位数的数字，第二组则需要记忆匕位数的数字。为此，研究人员提供了两种点心，一种是巧克力蛋糕，另一种是水果沙拉。结果发现，选择蛋糕的学生中，将近 2/3 来自第二组。研究人员推测，这是因为多出来的五位数占据了一定的大脑空间，形成一个认知任务，使得抵御甜食变得不那么容易。

听上去有些玄妙是吗？让我们把同样的原理应用到生活中。

Jenny 和男朋友吵架了，她会：

a. 乖乖地回家，做一顿营养均衡的健康餐，配一杯矿泉水，外加一片柠檬；

b. 在甜品店里点两份慕斯蛋糕，路过超市时顺便买一大包薯片回家。

Adam 被老板训斥了，他会：

a. 照例去健身，点一杯胡萝卜果汁；

b. 约两个朋友去酒吧好好喝一杯。

答案均为 b。看，我们都会"失足"，意愿虽好，但执行时会时常偏离，尤其是身处压力或被打翻在地时，无论你有多聪明。这种情况下，必须求助朋友圈或家人不让你"出轨"。

明白他人对你的影响

你身边是否有一种人，习惯性劝别人，劝酒、劝烟、劝你多坐一会儿，劝你再盛一碗饭。这些"劝哥"总有理由，而且热情得让人无法阻挡，总是摆出一副你不就范他就生气的样子。更有甚者，还直接动手。面对他们，你要拿定主意了，要坚持原则，学会说不。必要时可以拿出挡箭牌："我要开车""我还要见客户""我老婆不让"……不怕丢脸，只怕就范。与此类似的是（当然没有那么夸张），当你开始断食，一定会有人问长问短，询问断食是怎么回事，或者向你讨教，又或者强行和你分享他的经验，最后，还有人会语重心长地告诉你这样下去可不行，尽管他们自己根本不知道哪里不行。

除了这些干扰者，还有一些"终结者"。你身边有没有这样的人，仿佛是磁石，确切来说更像漩涡，一旦沾上就很难甩脱。他们似乎天生能散发出负面能量，对你产生负面影响。在一起的时候，话题、思绪、判断会被他带走，感觉很不自在，却又说不出所以然。这些人，尽管跟你谈不上有什么仇、什么怨，但往往会让你感觉疲惫、透支，甚至颓废、失去动力、失去信心，就像他们拥有"吸星大法"一样会吸光你的正能量。面对这样的人，你能做的，只能是惹不起躲得起，避免和他们见面，在微信上拉黑……当你开始断食时，是需要绝情一点的。

所谓物以类聚，或者近朱者赤。只要稍加留意就会发现，和谁走得近，体重变化就会受谁的影响。与球友每周一场羽毛球聚会和与酒肉朋友每周一次饭局，分别有什么影响（千万不要两者合二为一）？《New England Journal of Medicine》（美国新英格兰医学专刊）发表的一项研究显示出朋友圈的威力。这项研究跟踪上万名对象长达 32 年，结果发现他们与胖人交往后更容易发胖，反之亦然。这种现象在过从甚密、私交甚好者中尤为明显。

诚然，与其怪罪他人，不如自我反省。因为很多时候，这些慢性破坏都是自找的。你和我一样清楚，健康的本意是多么容易"跑偏"。比如，原本只是想买一杯咖啡，结果"搭"了一块松饼；说好了只喝一杯，结果喝了一瓶；约好了去打球，临时变成打牌……可见，保持意志力有多么难，又是多么重要。

聪明地选择环境

当我在印度静修时，所处的环境用深山老林来形容毫不为过。每日唯有青灯古佛相伴，饭菜堪称极简主义的代表作。当然，忍不住的话也可以组织饭局，不过要徒步1小时才能遇见一家德国人开的面包房，要想找饭店只能再雇人力车去更远的镇上。即便你购置了一些面包或者点心之类回来，也一定要看好了，一不小心就会被猴子享用，它们登堂入室，如入无人之境。这样的条件下，人们几乎不可能放纵自己。

回到文明世界，一切全然不同。不出几步路就有一间便利店，去最近的美食街也不过出租车起步价的距离，加上越来越少的运动，这就是科学家们称呼的"致胖环境"。

因此，当你断食时，尤其是第一次尝试时，一定要考虑地点是否合适。家里的橱柜要清除垃圾食品，办公室抽屉同样如此……这些都还算容易，有一种环境却很难塑造，那就是一夜安睡。

婴儿般入睡

这种说法也许不够确切，婴儿般的睡眠是每隔2～3个小时醒一次，但你知道我的意思。优质睡眠不是依赖酒精的昏沉状态，两者不可同日而语。研究表明，睡眠不足的人更容易觉得饿，而且饿起来更难受。长久以来，科学家们都隐约明白，睡眠质量不佳会影响体内诸多激素水平，但真正在这方面开展细致和深入的研究，不过是最近几年的事。举个例子，前文提到过饥饿激素和瘦激素，它们作用相反，理应取得微妙的平衡。问题是，研究发现，睡眠不足或睡眠受干扰，体内饥饿激素的含量就会升高。从根本上来说，睡眠不规律或者日夜颠倒违背了身体天然的生物钟，造成许多功能失衡，包括消化、激素分泌和代谢。相比之下，上夜班的工人和时常遭受时差困扰的"空中飞人"，经历的"错乱"比习惯看电视剧到深夜者还要厉害。这也是机场到处都设有无人售货机的原因：当你筋疲力尽时，糖果是如此诱人。

最后，睡眠不只关乎数量，还关乎质量。什么东西会影响睡眠质量，还是老三样：过剩的咖啡因、压力和睡前吃得太饱。

尽情做梦

如果改变饮食习惯或者开始断食后，你的梦境开始变得生动起来，不要害怕。这也是一种断食的状态。要知道，断食一度被用作精神治疗法，有点类似心灵排毒。尽管放任你的潜意识，更有甚者还可以拿出本子记下你的梦。梦是有启示的，不是吗？至少很有趣吧。

闹钟闹醒，手机铃声吵醒，这种粗鲁的做法并不符合禅意生活，应该选择"无痛"苏醒法，以免身体产生压力激素，逼迫你尽快解除禁食令。有人说，上哪儿去找让太阳照醒，让鸟鸣唤醒的地方？好吧，至少将铃声或手机闹钟设置成悦耳的声音。

身体累了，自然就容易入眠。因此洗个热水澡是不错的选择。

进入断食心态

断食之前，需要热身，也需要"热心"，即让心灵做好准备。为了达到"断食心态"，需要进行一系列的准备，冥想老师珊迪·纽毕菁（Sandy Newbigging）给出了她的分步建议法。

第一步：心甘情愿地改变

改变不是件容易的事，许多人都不愿意改变，哪怕口口声声说要改变。不能简单地扣上故步自封的帽子，不想挪窝是人的本性，谁也不想没来由地舍弃稳定、安全、和谐、舒适的生活方式和节奏，除非改变是为了某种收益、奖励或出于某种刺激。因此，改变之前要明白一点，改变是值得的，因为收获健康等同于投资收益，而且是今年最大的一笔投资收益。想知道这笔预期收益是否值得你做出改变，开诚布公地问自己如下问题。

● 你是否愿意踏入未知领域？

● 你是否愿意尝试不同的方法？

● 你是否具有足够信心，哪怕一开始可能受挫？

- 为了健康，你是否义无反顾？

如果你的回答都是"yes"，那么我们可以出发了。

第二步：清楚想要的结果

每天，24小时无意识或有意识的行动，都在决定着你的身材、体重和整体的健康走向。好在你既是策划者，也是执行者，你的身材完全由你做主。决定做出积极改变还不够，还要设定明确目标。比如，在目标清单上写下"身材苗条，精力充沛，头脑敏捷"，而不是泛泛而谈的"不再发胖"。一段时间后，再用更具体的"两周内减去1千克"代替语焉不详的"减轻体重"。将目标写在日志里，时时对照提醒。

第三步：不要将自己逼得太紧

从一种旧习惯过渡到一种新习惯，越是放松越容易做到，反之，越是将自己逼得太紧，效果就越不理想。人都有舍苦逐乐的本性，逼迫自己吃苦固然能够一时得逞，倘若将一项原本健康积极的计划与苦大仇深和清规戒律画上等号，那还有什么意思，又能坚持多久？

另一方面，让新习惯与快乐相伴（如同已经说得很滥的"快乐足球"），就会增加成功的概率。断食应当采取宽以待己、循序渐进的策略。当然，不排除中途下车的可能。如果出现这种情况，不要责怪自己，更不要自我惩罚。去掉包袱，可以以积极平和的心态再次轻装出发。

第四步：打造自我形象

心有多大，舞台就有多大。想要塑造别人眼中自己的形象，首先要树立自己心目中的自我形象。简单地说，就是多给自己一些正能量，你认为行就一定行。这绝非阿Q精神，事实正是如此。研究表明，积极正面的自我形象能够左右你在人生十字路口做何选择，从而影响到今后的人生际遇。毕竟，你可以选择看重自己，也可以看轻自己。树立积极正面的自我形象，让自己感觉更有信心、更有价值，就从断食开始。

轻断食减肥计划
Eat Fast Slim

Chaper 3

第三章

让断食融入生活

· · · · · · · · · · · · · · · · · · ·

5 大营养守则，吃对的食物

健身守则，坚持运动带来奇效

安全守则，什么时候不宜断食

第一节
5大营养守则，吃对的食物

　　大多数有关断食的信息都难称全面，因为它引导人们只注重"断"的一面，而忽视了断中有"续"。如果说断食后，摄入的卡路里总量的确减少了，那么吃得好一点就显得尤为重要。毕竟，我们需要营养物质，保证腺体和器官正常运转，何况消耗热量本身也要依靠它们。可以说，正是因为限制了热量，所以更要保证营养，否则，很有可能造成必需维生素、矿物质、脂肪和蛋白质等营养素缺失，从而影响免疫系统，影响身体恢复和康复，也不利于保持肌肉、维持代谢。这就是我们要在书中制订营养守则以及实用断食计划和食谱的原因。

守则1：只吃纯天然的食物

　　纯天然的食物，是真的食物。我们要避免的是加工食物、精制食物，还有那些低纤维素和缺乏营养的食物。当然，不是所有加工食物都不可取，速冻的新鲜果蔬不在其列。值得注意的是，有些号称低热量低脂肪的即食食物或零食，其实含有不少化学物质和隐性糖分。更有甚者，许多标榜低脂的食物其实只是用糖代替了脂肪，而且大多是精加工的碳水化合物。各种形式的糖，无论蔗糖、麦芽糖、葡萄糖还是玉米糖浆，都对减重不利，尤其不利于缩减腰围。

过度加工的食物往往含有很多化学物质。研究表明，生活环境中存在的化学物质，可能会影响激素分泌，从而不利于体重调节。还有一种说法，受毒素影响，体内激素信号传递可能会紊乱，因此，借助一双慧眼，寻找真正的食物很重要。那，真正的食物含什么？

蛋白质

蛋白质由氨基酸组成，是生命的基石。人体需要全部类型的氨基酸。肉类、奶制品、鱼、蛋等动物蛋白称为完全蛋白质，黄豆也属于这类。来源于蔬菜的蛋白质属于不完全蛋白质。如果你食素，无论是完全食素还是牛奶鸡蛋食素，都可以从坚果、食物种子、豆荚和谷类中获取蛋白质，但需要确保食物种类多样，才能涵盖全部必需氨基酸。

值得一提的是，鸡蛋是很好的蛋白质来源。以前对鸡蛋曾有看法，认为鸡蛋容易导致胆固醇增高，是时候给鸡蛋平反了，鸡蛋是健康的食物，而且只含少量饱和脂肪。更重要的是，早上吃个鸡蛋，一天中接下来的时间就不太会觉得饿。

秘籍：

● 为食谱纳入更多豆类，包括四季豆、扁豆、鹰嘴豆、豌豆等。它们富含蛋白质，还含复合碳水化合物，能够缓慢持续地释放能量。

豆类还含丰富纤维素，有助于控制血脂。可以加在炖菜、汤和沙拉里。

碳水化合物

谈到营养与减肥，碳水化合物是最具争议的。多年来，专家告诉我们，我们摄入的脂肪过多，饱和脂肪是心脏病的主因。但最近，某些专家对这个观点提出挑战，认为碳水化合物才应对全球如传染病般的肥胖现象以及一大堆疾病负责。到底应该怎样，我们是否要在控制脂肪的同时封杀碳水化合物，还是只需降低总体摄入热量，不管它来自哪里？

真相是，脂肪也好，碳水化合物也好，都有好人家。脂肪分为饱和与不饱和两类，碳水化合物则分为低升糖指数与高升糖指数两派。全盘否定碳水化合物既无必要，也会埋下危害健康的种子。关键在于认清，不是对所有的碳水化合物都要喊打。低升糖指数碳水化合物多存在于富含纤维素的水果、豆类、粗粮和蔬菜中，它们对健康很重要，且有助减肥。而高升糖指数碳水化合物，诸如软饮料、白面包、糕点或甜味剂中所含的碳水化合物，不但加大了减肥的困难，还有可能造成慢性危害。研究显示，大量摄入高升糖指数碳水化合物可能增加患心脏病及 2 型糖尿病的风险。

针对低碳水化合物饮食，近年来已经开展了大量研究。一开始的想法是它们可能会损害骨质和肾健康，但事实并非如此，除非你事先就有肾病。低碳水化合物饮食对减肥有效，也的确能减少导致心脏病和糖尿病的危险因子，然而它们也有风险。首先，摄入水果、蔬菜和全麦不足，也就减少了维生素和矿物质的摄入。最明显的例子要数叶酸，女性想要怀孕，叶酸缺之不可；其次，减少粗粮会大幅减少饮食中的纤维素，可能导致便秘或打破肠道菌群平衡。从长远来看，还会增加患肠癌的风险；最后，只基于动物蛋白的低碳水化合物饮食结构被认为与高死亡率有关。长期以肉类和奶制品为主，身体会产生一种叫作前列腺素的物质，容易引发炎症。极端低碳水化合物饮食还会产生口气、脱发、情绪波动、便秘和疲惫等副作用。在我看来，这个代价实在太大，要想减肥，完全可以采取其他简便安全的方式。

出于这种原因，我从不建议将碳水化合物作为一个大类封杀，我的食谱中包括碳水化合物，但以粗粮等低升糖指数碳水化合物为主。除了促进健康，低升糖指数碳水化合物还会将葡萄糖缓慢释放进入血管，以达到持久的能量释放，而不像摄入高升糖碳水化合物后会产生过山车般的感觉。

秘籍：

● "大个儿"食品反而让人瘦，比如水果、蔬菜、沙拉和汤。它们由纤维素和水撑门面，体积庞大，看似吃了很多，但实际上摄入的热量并不多。

脂肪

鉴于脂肪是热量最大的来源，少摄入脂肪有助减肥言之凿凿。然而，考虑到脂肪也是一个关键营养素，特别是它提供人体所必需的脂肪酸，来吸收维生素，保持皮肤光泽润滑，调节身体多项功能，因此它也是饮食的重要组成部分。实际上，摄入脂肪过少，反而会引发一系列健康问题。

合适的脂肪种类、恰如其分的摄入量还能让人更长时间保持饱腹感，因此，不要视脂肪为敌，而应将其视作一同追求健康生活方式的队友。实际上，舍弃脂肪是不现实的，因为脂肪让食物更加有滋有味。在盘中加一些脂肪，有助身体吸收营养物质的同时，还能提升食物风味。最好选择单不饱和脂肪酸，或橄榄油、菜籽油中所含脂肪，它们有益于心脏。椰子油也是不错的烹饪选择，因为它在高温下结构稳定。

秘籍：

● 增加必需的脂肪摄入，每周至少让鱼两次游上餐桌，包括鲭鱼、沙丁鱼、三文鱼等。这些多脂鱼含多不饱和脂肪酸 w-3，有助防止心脏疾病。或者用亚麻籽油当作沙拉调料，以核桃为零食。

● 喜欢吃黄油的，仅限于用其调味，只能涂薄薄一层在面包上。

● 用瘦肉和鱼代替多脂的肉类。

● 选择低脂奶制品，比如脱脂或半脱脂牛奶，或者低脂天然酸奶。

● 用蒸、煮等方法代替油炸。

● 小心奶油酱和类似的调味品，最好用番茄酱代替。在饭菜中加入香草、柠檬、香料或者葱蒜等提香增味，以中和脂肪减少带来的口感损失。

● 奶酪仅限于配料，而不是主食（是时候和奶酪意面说拜拜了）！

不妨选择味道强烈的奶酪，比如帕玛森乳酪或山羊乳干酪，这样只需要一点点就够了。

守则2：减少糖分摄入

过多摄入糖分会让人发胖，更会让皮肤过早衰老。原因是糖和胶原质以及结缔组织中的弹性蛋白有关，摄入过量会减少皮肤弹性，让你看上去比实际年龄更老。为了维持饮食中的甜味，我才建议食谱中加入了低糖水果。偶尔几滴天然甜味剂比如蜂蜜固然无伤大雅，但总体来说糖类要尽量避免。

秘籍：

● 如果你舍不得放弃巧克力，就专挑黑巧克力来吃，相比之下它们更容易让人产生满足感。

守则3：看住酒精

如果你留意就会发现，年复一年，许多饮料中的酒精含量比之前增加了。医生和营养学家时常告诫，每天只能喝1小杯酒，但1小杯的标准也有了变化，如果说以前用的是真正的小杯，那现在用的则是中杯。单从减肥角度来讲，酒精热量不俗，而且都是没有营养的热量。如果你试图控制体重，将每日饮酒份额严格限制在 1 小杯（以前的规格），如果你想减肥，还是远离杯中物为好。

秘籍：

● 饭局中可以点些软饮料，或者不含酒精的果汁比如西柚汁。目前市面上出现的无醇啤酒（脱醇啤酒）也是一种选择，其酒精含量远低于普通啤酒，通常酒精度在 0.5%vol（体积分数）以下。

守则4：吃水果而不是喝水果

假设你喝下约 1 升果汁，等同于摄入 500 卡路里的热量。如果你正在蔬果汁断食中那么无妨，如果只是把它当作饭后或佐餐饮料，那么显然又是一笔过剩的热量。是不是真有那么多？毫不夸张，1 升果汁的热量等同于烤土豆加金枪鱼，再加两片水果的热量。

秘籍：

● 用茶代替果汁，特别是绿茶。

● 一两杯咖啡没问题，奶咖也行，不过是咖啡加牛奶，不是牛奶加咖啡。

● 整个断食期间别忘补水。每天 1.2~2 升水，保持水润的同时，有助缓解饥饿感。

守则5：避免热量陷阱

断食前先续满。初次断食时，在常规饭点感觉饥饿再正常不过，也许还会附带一些轻飘飘的感觉，尤其是最后一顿以高糖分食物为主的情况下。但这并不是衰弱的迹象，也不代表着进入挨饿模式，饥饿感会随着饭点一同过去。确保碳水化合物来自水果、蔬菜和全麦等食物，摄入充足蛋白质，这样会感觉更饱（遵照下文中的断食计划可以一劳永逸）。

多准备一些即食品或半成品，可以随时充饥的那种。

不要吃孩子的剩饭，这是导致体重增加的快速通道。为了不浪费，结果导致增肥，得不偿失吧。

就像在饭店里点菜注明要小份一样，家里盛装饭菜也要用小碗和小盘。研究发现，大多数饥饿感和满足感都是心理层面的。如果看到盘子半满，就会觉得不够吃，于是多盛。但如果看到小盘堆满，就会觉得分量足够，而且感觉丰盛。

小心卡布奇诺。一杯清咖啡只含 10 卡路里的热量，但小杯卡布奇诺的热量可达 100 卡路里，再加上配料，大杯的热量更有可能高达 350

卡路里。因此，小杯足矣。如果咖啡店里没有小杯，那就跟服务员说少放些奶，他们知道的。

吃饺子不吃饺子皮？说不通吧。但吃三明治少要一片面包完全可以。夹三明治的面包是典型的白面包，富含精制碳水化合物，取而代之的可以是一片生菜，或者索性吃"二明治"加健康调料。

冰冻三尺非一日之寒，改变坏习惯需要耐心，一次制订一个目标。

不要让孩子看到。我就有过教训。宝宝看见妈妈不吃饭，于是舀了一勺好吃的喂在我嘴里。

断食的日子里，因为省了一餐，其他两餐的分量应酌情增加，或者通过零食和加餐弥补。下文中列出了参照食谱，可供确定合理饭量。

第二节
健身守则，坚持运动带来奇效

断食和健身两者并不冲突。需要担心的不是断食时健身有什么影响，而是没有动力健身或者找到借口不健身。不是吗？就连平时动一下都要克服这样或那样的"障碍"，什么拖延症、临时安排、家庭拖累、懒惰还有疲倦等，更不用说在断食状态下了。

话说回来，我们真的需要锻炼吗？当我在静修所里时，客户问得最多的就是这个问题。很多人认为，运动不就是为了消耗热量吗？既然已经断食，又何苦运动？其实，运动的意义不仅仅在于此。除了帮助你达到和保持理想体重，运动和锻炼还有如下功能：

- 帮你降低患心脏病、脑卒中、2 型糖尿病及一些癌症的风险；

- 帮助骨质强健；

- 提升情绪，减少压力感，帮助提升睡眠质量；

- 带来身心两方面的优势和灵敏；

- 有助人际交往，摆脱孤独感；

- 让人精神焕发，神采飞扬；

- 带来成就感，包括抵消饮食破戒或超标引起的歉疚；

还有，我认为，最重要的是，运动有助于长寿。

你需要多少运动

2010 年，世界卫生组织（WHO）发布了一项全球性建议，对我们需要的运动量给出了指导。根据建议，成年人（18 ～ 64 岁）每周至少需要 2.5 小时中等强度的有氧运动或 75 分钟的高强度运动，两者兼备再好不过。除此之外，还应包含两次力量训练以维持肌肉。听上去要求并不高，每天抽出半小时即可，但在英国，仍然有 1/3 的人未能做到。

的确，我们坐在电脑前的时间越来越长，即便上班途中也多是盯着手机屏幕，朋友间的走动已经被微信聊天代替，就连颇耗体力的逛街也被网购替代。但是，平均每天抽不出 30 分钟的底线，其实还有一个原因，那就是我们过于"贪大求全"了。我们总是盯着完整的运动，期望特意空出时间、备好全套装备，正正经经地运动。投入是好事，但运动其实随时随地可行，只要牢记入不敷出的原则，就可以解出任何能量消耗的方程式。我们都听说过各家健身杂志或网站上形形色色的零碎运动锦囊，比如提前一站下车步行 15 分钟、走楼梯代替乘坐电梯等。问题是，有人并不需要这样。

不正正经经地运动，也能有效消耗热量，这就是非运动性热量消耗。这种本领人人都有，但各有高下，关键就在于静态代谢速率。通俗一点说，一个是坐着也减肥，一个是喝水也长肉，太不公平，但这就是现实。有没有道理呢？关键在于"多动症"。我在印度进修时有一门功课，就是分析我问诊的"病人"有多好动。没错，那些坐不住的人，多半苗条。

让我们来看一下这些好动者都有哪些动作。令人稍感意外的是，他们并不是健身馆的常客，也难得大汗淋漓，但却时常轻微喘气、微微发热、稍有出汗、心跳加快——健走、自行车、广场舞、太极、定向越野、拓展训练、园艺、郊游、亲子游戏甚至家务，杂乱无章，却屡有奇效。

如何坚持运动

守则1: 迈出第一步

迈出第一步是很难的，因为从不动到动是质变，而少动到多动只是量变。平心而论，量变比质变容易得多，这也是为什么尽管十分不情愿，但一动起来却很容易坚持的缘故。我曾经见过不愿出汗的女生，象征性地拿着羽毛球拍挥两下，谁知一上场就不想下来了——这就是运动固有的乐趣。因此，万事开头难，捅破窗户纸，后面就好办得多了。

话说回来，如何开头也有技巧。正如之前所说的，不需要兴师动众，也不需要配齐全套装备，更不需要整天琢磨着哪里办年卡最便宜，与其把精力放在这些外围事务上，不如直奔主题。想动就动，不需犹豫。

守则 2：时时监测

想要督促自己不需要装一个探头，准备一本运动日志倒很有必要。就像账本一样，运动日志的作用不但在于合理安排运动量，更在于可持续。一个月后，当你翻看已经有点内容的本子时，就会发觉原来我做到了！况且，人人都有超越心，今天超越昨天，本月超越上月，既合情也合理（因为运动水平在不断上升）。

守则 3：变换花样

光自我激励还不够，还需要时时变换花样以避免枯燥。运动是快乐的，真正落实这句至理名言仍然需要"调色板"：有氧运动结合力量训练，室内与户外并重，独练加上群舞，还有颠扑不破的男女搭配真理——只要动脑筋，就能发掘出运动的乐趣。

守则 4：目标燃脂

一个体重 70 千克的成年人，想要消耗 100 卡路里，采用不同运动或活动方式，分别需要多少时间？下表中列出了部分。但这些都是单个运动。健身教练建议，组合运动才最有效，比如有氧运动加力量训练，而且要注重强度分配。当然，对业余选手来说，搞不清楚也没关系，也没必要照本宣科，只要记住抓紧机会多动就好。

运动（活动）	所需时间（分钟）
跳绳	8
慢跑	12
园艺（锄草）	14
游泳	14
自行车	14
擦地板	15
吸尘	18
跳舞	19
亲子游戏	21
遛狗	24
（超市）购物	28
开车	32
操作电脑	43

从上表中可以看到，跑步或者踏步机上挥汗 15 分钟，只消耗了 125 卡路里，有点少是吗？不用泄气，运动是一方面，运动后的效果是另一方面。运动后卡路里消耗仍在持续。一方面，身体代谢速率得以提升，并将保持一段时间；另一方面，运动期间动用的主要是碳水化合物燃料，而碳水化合物的补充需要时间，因此这段时间内，身体就会燃烧脂肪作为能量。

边断食边运动

16:8 断食模式下的运动

之前已经分析过，断食与运动并不冲突。比如，16:8 断食模式通常用来塑形，健身多在断食状态下进行。再强调一遍，对于断食期间运动，男女间适应程度有差别，反应也不同。

之前已经提到，对于经常运动的男性，边断食边运动不是问题，而且先运动再进食是合理的顺序，但如果你从事高强度的有氧运动，比如跑步，那么平均分配训练时间就很有必要，也就是说有些运动需要放在进食后，尤其是出现容易感冒、容易疲劳等征兆时。

至于断食期间运动对于女性的影响，这方面的研究的确不多，除了之前提到的小规模实验显示，先进食后运动有助于脂肪代谢酶含量上升，从而有助于燃脂。我的建议是，如果你经常运动，不妨将运动时间安排在两餐中间。如果你的 16:8 断食模式选择不吃早饭，那么运动的最佳时机是晚饭前；如果选择不吃晚饭，那么上午运动才最合适。当然，如果只是轻量级运动，比如散步、普拉提或瑜伽，完全不用避开断食，甚至可以加大运动量，但一旦出现疲惫、容易受感染等现象，即表明断食状态下运动不适宜。无论选择何种方式，断食第一周都不宜从事高强度运动，以观后效。

5:2 断食模式下的运动

如果选择 5:2 断食模式，最好避免在断食日剧烈或持久运动。不过，在第二天第一顿正餐之后便不妨事。如果你在断食日前一天运动，那么事先应该正经吃一顿。下文中的断食计划包含必备的营养要求。如果时常觉得饿，我建议你在进食"窗口"打开的时段适当多吃一点。其余时间，手头可以放一些健康零食，这样的话当饥饿来袭时，就不会受到垃圾食物的诱惑了。

第三节
安全守则，什么时候不宜断食

读到这里，我相信你已经对断食的益处有了一定的了解，也许你正跃跃欲试。来吧，心动不如行动。

不过在付诸行动之前，还是要提醒几句，尽管断食已经存在了几千年，对于它的了解目前只能说还处于初级阶段。比如，断食可能对生育产生什么样的影响，这方面的研究凤毛麟角。另外，如果身体出现状况，不要大胆冒进。

什么时候不宜断食

为安全起见，下列情况或个人不宜断食：

● 孕妇、哺乳期妇女或者正在积极备孕的女性（调理好身体后可以尝试断食，但一旦有迹象显示可能怀孕，不要冒险）；

● 有饮食紊乱"前科"的人；

- 体重不足者。

出现下列情况，应首先考虑就医：

- 患有癌症、糖尿病、溃疡性结肠炎、癫痫、贫血、肝肾肺病；

- 身体出现状况，影响免疫系统；

- 长期用药，尤其是控制血糖、血压和血脂（胆固醇）的药物。

可能出现的副作用及应对

初次断食，饥饿是正常现象，很难将其归纳为副作用。如果长期饮用咖啡或吸烟成瘾，可能会出现头痛恶心等反应，这些都不会持久，相比断食的积极作用不足为道。但是，当一些严重的副作用出现时，问题就来了，包括：

- 脱水或过度补水；

- 感觉头晕眼花；

- 极度疲惫；

- 便秘；

- 恶心或呕吐；

- 失眠；

- 月经周期紊乱。

出现上述情况，应该时刻抱着保险起见、安全第一的原则，若觉得不适应即刻停止。

应对窍门：

● 遵循营养守则，这一点很重要。确保断食不断水，每隔一段时间补充水分。

● 当然，补水也不能过量。好东西也嫌多，不要指望通过喝水来压制饥饿感，过度补水会对身体造成损害。

● 吃对食物很重要，要吃"真"食物而不是"假"食物，以避免短暂血糖低下引起头晕眼花。来自水果蔬菜和全麦的果汁和纤维素，有助肠道规律运动。

● 首次开始断食最好做记录，记下进食时间和内容、经历的反应，以帮助你"定制"一套断食方案。

● 如果感觉晕眩，可以稍微吃一些零食或喝一小杯果汁，观察一下是否有所缓和。

● 持续性的疲惫，或异乎寻常的难以入睡，或月经周期显著变化，可能是不适宜断食的迹象。

● 皮质醇含量往往随断食升高，但有证据表明这种现象只会在断食持续超过 18 小时后才会发生，这时肝脏储存的碳水化合物消耗殆尽。因此，如果身处于巨大压力之下，短时间断食更可取，而不是整天断食。

● 最后，自己的身体自己最了解。如果感觉不对，哪怕说不出缘由，也要听从身体，要么调整方法要么暂停断食。很有可能，你需要对饮食习惯做出总体性的改变和调整，才能让身体做好断食准备。要想断食成功难免尝试失败。也许要经历多次，才能找到最适合的方法。话说回来，即便断食被证实并不适合你，仍然可以利用下文中的食谱减肥或助益健康。

● 更多咨询可以登录我的网站，你可以从中找到个性化方案以及更多日常小窍门。

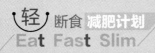

Chaper 4

第四章

行动起来，马上开始断食计划

第一节
轻断食ABCD计划

倒计时A计划

　　我真心建议你在开始断食前，至少留出1个星期作为特殊的缓冲期，你可以利用这个星期进行倒计时，将饮食习惯调整到符合断食要求。如果你当前的饮食结构需要大调整，这一步不但必不可少，甚至还应酌情延长。要知道，饮食习惯改变越大，初次断食出现身体短暂反应的可能性就越大，反应也可能越强。留出倒计时，让身心两方面做好准备，进入断食节奏。

时间	早餐	早午餐	午餐	午后加餐	晚餐
第一天	芒果苹果生姜奶昔	原始能量加餐	火鸡卷	富含蛋白质的小食	咖喱羊肉饭
第二天	番茄辣椒小葱炒蛋	原始能量加餐	烤三文鱼藜麦	富含蛋白质的小食	鲜虾鹰嘴豆饭
第三天	坚果即食麦片	原始能量加餐	火腿洋葱豌豆汤		蚕豆鳕鱼
第四天	奶油无籽葡萄及苹果燕麦片		鸡肉白胡桃泥蔬菜汤	富含蛋白质的小食	粗麦粉圆饼
第五天	抗氧化蓝莓奶昔		鲜蔬烤鱼		牛肉蘑菇饼
第六天	苹果生姜燕麦粥		蔬菜玉米煎饼		红薯三文鱼饼
第七天			红烧牛肉		香料咖鸡

倒 计 时

16:8 日常断食B计划

　　16:8断食模式需要省略早餐，所有进食必须在中午12点到晚上8点（或者下午1点到晚上9点）这8个小时的"窗口"之内完成，过时不候。还有一个选择是"断掉"晚餐，在稍早前的8小时内完成一天所有进食。不管采取何种方式，都需要适当增加饭量，因为你省略了至关重要的一餐。

	早餐	早午餐	午餐	午后加餐	晚餐
第一天			辣扁豆汤配两片黑麦面包	富含蛋白质的小食（40克各式坚果）加1个梨	三文鱼配酿红椒
第二天			鸡丝芒果粗麦粉	原始能量小食（1个苹果加80克葡萄）	菠菜扁豆饭
第三天			山羊奶酪核桃苹果沙拉，1片黑麦面包	富含蛋白质的小食（125克无脂酸奶加蓝莓加1勺蜂蜜）	鸡丝芦笋面
第四天			嫩土豆三文鱼菠菜沙拉，25克各式坚果和葡萄干	原始能量小食（豆沙加疏菜）	蜂蜜生姜牛肉
第五天			白胡桃味噌汤配2块燕麦饼干	富含蛋白质的小食（125克无脂酸奶加蓝莓加1勺蜂蜜）	鳕鱼粗麦粉
第六天			意大利干酪鸡蛋番茄沙拉，配2块燕麦饼干	原始能量小食（250毫升蓝莓奶昔不加糖）	扁豆番茄炒香肠
第七天			鸡蛋葱豆饭加1个苹果	富含蛋白质的小食（水煮蛋加疏菜）	健康火鸡汉堡包

断食日

5:2日常断食C计划

5:2断食模式需要你在一周中保持 5 天正常饮食，其余两天将全天热量摄入限制在 500 卡路里以内。为了让你的断食计划更科学，我们建议，断食日的进餐应与上一次进食至少有 20 小时的间隔。比如周日是正常日，晚上 5:30 吃晚饭，而周一是断食日，那么应至少等到下午 1:30 点再进食。

断食日	早餐	早午餐	午餐	午后加餐	晚餐
第一天			大盘混合沙拉加1杯蔬菜汤（250卡路里）		辣椒粉烤鸡（250卡路里）
第二天	芒果西番莲奶昔	原始能量加餐	尖椒杏仁火鸡	富含蛋白质的小食	苹果卷心菜里脊肉
第三天	水煮蛋加两片烤黑麦面包	原始能量加餐	金枪鱼沙拉	富含蛋白质的小食	泰式豆腐面
第四天			1杯蔬菜浓汤配1块燕麦饼干（250卡路里）		番茄橄榄烤鱼（250卡路里）
第五天	薄荷藜麦水果沙拉	原始能量加餐	牛油果芒果大虾沙拉	富含蛋白质的小食	红酒鸡肉砂锅
第六天	洋葱羊乳酪圣女果蛋饼	原始能量加餐	牛肉汉堡包	富含蛋白质的小食	什锦蔬菜汤
第七天	水果燕麦片配坚果	原始能量加餐	亚洲风味鸡汤面	富含蛋白质的小食	鹰嘴豆咖喱鱼

果蔬汁断食D计划

采用果蔬汁断食模式，一天只能喝5杯果蔬汁，外加一碗菜汤。好在对果蔬汁种类，你尽可以行使选择权。我也在下文中单独归纳出了一类果蔬汁食谱。当然，你尽可以省心省事，一次备齐四五种基本成分，轮流搭配变换花样。不过，有一个原则，虽然叫果蔬汁断食，但蔬菜的摄入量不能少于水果。果蔬汁断食方案中，早上的一杯或两杯果汁通常较下午的来得甜，蔬菜所占比例也更大。晚上要喝一杯热果汁，味觉如同布丁一样，让人生出假想式满足。

整个计划通常为时五天，可不可以延长期限？我建议视各自身体状况而定。当然，觉得出现状况或者只是想调剂一下，也可以暂停一两天。与日常断食模式不同的是，果蔬汁断食通常作为静修的一部分，远离人烟，环境封闭怡人，连同瑜伽、慢步、健走等课程外加温泉，不亚于一场度假式隔离疗养。

值得注意的是，要在一天中的固定时段喝果汁，而不是一整天随时啜饮。这固然是因为不一定具备时时抿两口的条件，更主要的是为了保护牙齿。我推荐以下一个时间表，你可以根据自己的日程作具体调整。除了果汁，还可以享受蔬菜汤或者一碗日式味噌汤，两者堪称绝配。就我而言，我喜欢在下午6点钟的时分坐下来，喝一碗蔬菜汤，感觉就像是进食晚餐一样。

	9:00	11:00	13:00	15:00	18:00	21:00
第一天	活力苹果汁（苹果、胡萝卜、生姜帮助消化与循环）	圣克莱门特（橘子激发味蕾，且富含维生素C）	菠萝生姜汁（缓解消化道不适，促进肠胃）	绿色神奇（富含提升精力的B族维生素，以及有利于自由的钾）	蔬菜汤	草莓布丁温热饮用（维生素C的绝佳来源）
第二天	热梨汁（富含β胡萝卜素、叶酸和维生素C）	柠檬果汁（柠檬酸刺激胆囊，大量维生素C有助于提升肝功能）	薄荷混合果汁（包含蛋白质在内的高浓集中营养物质）	清爽黄瓜汁（清爽且具清洁且冒员活功能）	蔬菜汤	温热木瓜生姜汁（木瓜温和、生姜提味，含维生素A，有益视力）
第三天	起床果汁（菠萝有助于消炎消肿）	木瓜汁（促进消化，提升男性生殖力）	胡萝卜芹菜汁（有助于肌肤水润）	蔬菜果汁（富含生物素、叶酸、锰，有助清洁）	蔬菜汤	温热香料草莓汁
第四天	葡萄汁（葡萄的甜味与含营养素的芹菜形成绝配，也是有机钠的理想来源）	西番莲果汁（由三种最富维生素C的水果组成）	麦草果汁（口感清爽，有助调养碱性体质，也是有机钠的理想来源）	胡萝卜甜菜根汁（补充精力，富含大量维生素的经典组合）	蔬菜汤	温热木瓜生姜汁
第五天	菠萝梨苹果汁（消炎，含天然助消化物质菠萝酶）	佛罗里达蓝色（富含B族维生素，最适合缓解压力）	能量果汁（菠菜富含维生素K利铁，有助于提升能量）	胡萝卜汁（富含β胡萝卜素）	蔬菜汤	温热香料草莓汁

断　食　日

第二节
美味食谱，这么吃更有效果

份额和保鲜

本书中的大部分食谱设计的量都为 4 人份，但如果你只有一个人，可以与家人与朋友分享。

- 烹饪完后，先留出吃不完的部分，冷却后马上放入冰箱冷藏或冷冻。

- 一般情况下，冷藏可以保鲜 3 天，冷冻可以保鲜 3 个月。

- 冷冻时可以使用保鲜袋，但不要装满。留一段空隙，以防冷冻过程中食物膨胀。

- 若需要可提前一晚拿出来解冻，或者用微波炉解冻。

- 重新加热时，要将食物煮沸再吃。

如何榨汁

之前说过，鲜榨果汁是超市货架上保质期长达数月的盒装果汁所无法比拟的，盒装果汁即便是信得过的品牌也会添加过多糖分，这对于保持健康体重来说不亚于是毒药，况且喝得多还对牙齿不利。有检测显示，平均下来，100毫升的包装果汁含11克糖甚至更多，而且，去皮和搅拌过程也会造成维生素和纤维素流失。

为此，你需要一台榨汁机。不要怕麻烦，绝大多数人在试用后，都觉得现榨果汁要比预想的容易得多。

榨汁机

你可能会想，榨汁机这东西我当然见过，不用多作说明。可是，榨汁机不同于搅拌机或食品加工机。尽管有些食品加工机也可能具备榨汁功能，但一台好的榨汁机可以将果汁与果肉彻底分离，生成均匀的果汁，保证营养物质凝聚，而不只是将所有东西搅在一起，出来的东西像奶昔一样。

优质榨汁机对形形色色的水果堪称"来者不拒"，但一些只具备基本功能的榨汁机并不擅长处理质地柔软的水果。出于这种原因，我建议，先将质地较硬的水果榨汁，再将榨好的果汁与质地柔软的水果一起放入搅拌机或食品加工机中再混合。

常见的离心式榨汁机价格亲民，其工作原理是将水果和蔬菜磨碎，然后像洗衣机一样高速旋转，致使果汁从富含纤维素的果肉中分离。但这种款式的机器有一个缺点——无法处理特殊材料，比如草药、叶柄或根茎等。相比之下，价格高端的产品，用行话来说较为专业。要知道，如果十分认真，那么分量精准对蔬果汁断食很重要。高端榨汁机能够做到这点，因为它们多为粉碎（咀嚼）型，使用慢速萃取工艺，能够保证分量，而且易于清洗、拆卸和组装。现在市面上还有更新型的款式，包括双齿轮、生物磁，以及三步榨汁机等，五花八门。我认为它们未尝不可一试，只要榨汁效率更高、营养不流失、有益吸收就好。

原则上，质量越高，榨汁速度越慢，无论是水果还是蔬菜，因为切得更细，必须动用精细刀工。有的榨汁机甚至可以用来制作冰淇淋，但其中一些清洗困难，不能不说是种遗憾。

谈到清洗，一定要及时，否则果汁和果肉变干后容易黏在齿轮上。将榨汁机拆下，清理掉果肉，用流水冲洗，花不了几分钟就可清洗完毕。

榨汁材料

为确保健康营养，应使用新鲜水果加蔬菜榨汁，这样榨出的蔬果汁不仅含一定份额的关键营养素（维生素、矿物质和植物活性物质），水果和蔬菜中的碳水化合物还能为身体提供能量。

也可以在蔬果汁里加一勺洋车前子壳，以提升纤维含量，让饱胀感持续时间更长。洋车前子壳来自印度，当地就有用它来控制血糖并帮助排毒的传统。

加一点 w-3 补充剂也不错，因为它具备消炎特性，有助于吸收脂溶性营养素（水果和蔬菜中的许多维生素是脂溶性的，即它们需要额外摄入脂肪才能适当吸收）。可以补充优质鱼油胶囊，或者将一勺素油搅拌在果汁中。不过，添加任何补充剂前，都需要仔细阅读包装说明，核对是否有所禁忌。

选择有机

对食品安全的顾虑让我们没有选择，即便市场上所谓的有机、天然、绿色或无公害的宣传并不一定如其标榜的那般优质和纯净，但多少会给人心理慰藉。也许有机食品的功能过于夸大了，但谁会放着有机蔬菜和水果不理，冒险去购买受污染的食品，尽管有机食品要贵得多？根据美国环境工作组（Environmental Working Group）的研究，最容易产生农药残留的蔬菜水果次序由高到低如下：

1 苹果	7 葡萄
2 芹菜	8 菠菜
3 辣椒	9 莴苣
4 桃子	10 黄瓜
5 草莓	11 蓝莓
6 油桃	12 卷心菜

不太容易导致农药残留的水果和蔬菜有菠萝、牛油果、芒果、奇异果、甜瓜和柚子等。对一些可以削皮的水果，最好削皮后再榨汁，不能削皮的要彻底洗净。

制作完美果蔬汁

　　下文中将提到不少果蔬汁，它们也是我的最爱。不过，"萝卜青菜各有所好"，尝试一下自我调制果蔬汁很有必要。尽情选用喜欢的水果和蔬菜，将它们随意组合，没准就会收到奇效。就像运动需要花样一样，饮食也需要不停变化，哪怕只是常规材料，也可以变幻出不同口味和感受。下面是我的一些制作蔬果汁的经验。

●　选择含水量丰富的水果和蔬菜，容易榨出果蔬汁。苹果、胡萝卜、甜菜、橙子、甜瓜、芹菜和一些绿叶菜都是理想的榨汁材料。不要榨牛油果和香蕉，最好将它们直接拌在奶昔里。

●　甜果汁含糖量过高，不利于断食。若想增加甜味，可以在蔬菜汁中加点水果。

●　单纯以蔬菜为原料榨出的蔬菜汁，需要一段时间习惯口味，不要贸然尝试新品，以防不合胃口。

●　长在地下的蔬菜比如胡萝卜通常糖分含量更高，需要用一些低糖材料中和。

●　深色绿叶菜比例不宜过高，最好不要超过总量的1/4，以免接受不了口味。

●　将绿叶菜卷起再榨更容易出汁。黄瓜味道适中，是理想的打底料。

●　加1/4到1/2比例的甜瓜或酸橙汁可以抵消苦味。

●　橙子、甜瓜、柚子这些厚皮水果要先剥皮，但保留白色的衣（内膜），因为它们营养丰富。注意去掉籽。

- 新鲜姜根是绝佳的调料，不仅让果汁更"带劲"，还可以降低血压、有助控制血脂、血糖。

- 可以添加香草，比如西芹和香菜，调制创意果蔬汁。

果蔬汁存放

果蔬汁榨后 15 分钟内饮用效果最好，喝不完的要小心存放。需要注意的是，存放过程中要尽量减少氧化机会，以延长放置时间。将果蔬汁倒入配有密封盖的玻璃瓶中，装得越满越好，这样有助于将瓶中空气排出，以免果蔬汁变质。

如果你打算将果蔬汁断食融入日常生活，最好购买一个真空泵，其原理和临时储存红酒一样：将瓶中空气抽走。与红酒相似，建议果蔬汁的最长保质期是 24 小时。

结束语

亲爱的读者，如果读到这里，您仍然尚未决定何时或是否要尝试一下断食，那么要我说不试也罢。因为断食就是断食，不需要那么多理智和理性。只有亲身试过，才会真正体验和收获，除此之外别无他路。毫不夸张地说，断食就像迈向理想的一大步，或者一个跳跃，让你相信简单如饮用蔬果汁便可以创造神奇。你只需要迈出关键一步，其他的就拭目以待好了。

但是要记住，人体自身的内部修复是与生俱来的能力，也是造物主的本意。只要创造合适的条件，身体就会响应。断食可以营造出合适的内部环境以利修复，带来积极改变。同样的过程还会发生在心理层面。如果墨守成规，就不会有突破性的视角或创意性的跳跃。想象一下逐梦人生，就不会保守。

我就有过这样的体验。我的故事固然平淡，却也可以视为神奇。我曾在开篇中提到，我对断食的追逐并非一帆风顺。在此之前，我已经颇有建树——我学习营养医学多年，已经在此领域取得成就、奠定基础，而且坚信营养造就健康。但就是这样一个科班出身的知识分子和专业人士，在开始接触断食后却为它所着迷，以至于毅然决然放弃了 6 位数的年薪，卖掉了房产，迫不及待地离家出走，一切只是为了追逐理想。

我这个追梦人在西班牙安达卢西亚偏僻的山村建立了一家蔬果汁静修所。一年后，我学会了当地方言，结交了一批死党。我原以为自此可以享受无与伦比的生活——在海滩上做瑜伽、享受美味餐点、恣意地午睡。但是，迅速缩水的银行存款不允许我这样。我还要付房租，不得不日出而作、日落而息，而且事必躬亲——因为雇不起人而不得假手他人。这绝不是可持续的经营模式。直到有一天，邮箱中不经意出现了一封邮件。

那是我的一个老朋友所发，他在电视台工作。他的问候使我想到电视台的推广。于是我连夜整理了一套资料，翻出全部通讯录，按照名片上只有一面之缘甚至只闻其名未见其人的"朋友"，挨个亲自上门询问是否可以报道我的静修所。13 次拒绝最终换来一个"可以"的答复，却让我的静修所一跃成为全球性话题，一直拍了 7 集，在全世界 22 个国家播出。直到今天还可以看到这个节目。

我相信，这个电视节目之所以成为一种现象，是因为它道出了关键一点——再恶化的健康状况也有治愈的可能。如今，10 年过去了，仍然不停有人从全世界范围打听或者亲临我的静修所，他们都说我的电视节目燃起了希望、指引了方向。我深知，推动他们采取行动的不是什么豪言壮语，而是亲眼看到如此简单的断食便可改变健康状况，这才是关键。

名词表

肾上腺（Adrenals）：位于肾脏顶部的一对腺体，分泌激素以调节体液平衡、新陈代谢及应对压力反应。

阿尔茨海默症（Alzheimer's）：最为常见的失忆症，一种大脑疾病，能导致渐进式记忆丧失，并伴有情绪及个性变化。

氨基酸（Amino acids）：构建蛋白质的微型分子。我们通过富含蛋白质的食物获取氨基酸，借此生长、修复、制造酶、激素及抗体。

抗氧化物质（Antioxidant Substances）：食物中所含（比如维生素 C）或身体制造的物质，有助于保护细胞免受自由基损害。

自我吞噬（Autophagy）：细胞的一种功能和过程，能够识别和分解受损部件，如同给身体大扫除。

Beta 氧化（Beta-oxidation）：分解脂肪酸（脂肪分子）以释放能量的过程。

胆汁（Bile）：肝脏分泌的一种碱性体液，储存于胆囊中，释放入肠中帮助吸收脂肪。

碳水化合物（Carbohydrates,carbs）：采自单糖分子的营养物质，有简单碳水化合物和复杂碳水化合物之分。复杂碳水化合物来自长链分子，通常吸收更慢。

儿茶酚胺（Catecholamines）：一种神经传递素分子，帮助身体应对压力。

胆固醇（Cholesterol）：一种扮演多角色的物质，包括细胞膜、激素及维生素 D 的合成。

皮质醇（Cortisol）：肾上腺分泌的一种应对压力的激素，能促使身体释放糖分进入血管。

C 反应蛋白（C-Reactive Protein, CRP）：肝脏制造的一种蛋白质，往往在身体发炎时含量偏高。

细胞因子（Cytokines）：参与调节免疫力和炎症的蛋白质。

DNA（脱氧核糖核酸）每个细胞里都有的"指令"，决定了我们的个体特征。细胞使用这些指令制造新的蛋白质。

必需脂肪酸（Essential fatty acids, EFAs）：无法在体内合成、必须从饮食中获取的脂肪酸。

雌二醇（Estradiol）：又叫强力求偶素，一种卵巢分泌的天然雌激素，对女性生育力有多种作用，包括促进排卵。

促卵泡激素（Follicle stimulating hormone, FSH）：大脑分泌的一

种激素，能够促进卵巢内卵子成熟。

自由基（Free radicals）：一种不稳定的分子，通过正常生理过程（包括呼吸）或毒素（比如烟雾）产生。除非被抗氧化剂中和，否则自由基会破坏细胞。

饥饿激素（Ghrelin）：胃分泌的一种激素，能够促进食欲。

胰高血糖素（Glucagon）：胰脏分泌的一种激素，当血糖含量偏低时促进糖原分解。

葡萄糖（Glucose）：一种单糖分子。大脑和红细胞理想的能量来源。血糖含量应维持在特定的小范围值中。

生长激素（Growth hormone, GH）：大脑制造的一种调节生长的激素。

高密度脂蛋白（High-density lipoprotein, HDL）：一种转运蛋白，有助于将多余胆固醇送出血液循环。

激素（Hormone）：身体某部位制造的一种物质，引发身体另一部位的反应。

下丘脑（Hypothalamus）：大脑的一个区域，控制体温、饥饿、口渴及疲惫。

IL-6：介素 -6，一种参与免疫系统和炎症调节的细胞因子的一种。

胰岛素（Insulin）：胰脏分泌的一种激素，在血糖上升时促进糖、蛋白质和脂肪的储存。

类胰岛素生长因子（Insulin-like growth factor, IGF-1）：一种类似胰岛素的激素，在人体生长中起到作用。

酮体（Ketone bodies）：碳水化合物摄入偏低时，脂肪分解的一个中间产物，可用作细胞燃料的备选，包括大脑细胞。

莱伦综合征（Laron Syndrome）：一种妨碍身体正常生长的遗传性疾病，与类胰岛素生长因子含量低有关。

瘦素（Leptin）：脂肪细胞生成的一种激素，能够降低食欲。

脂肪酶（Lipase）：参与分解脂肪的一种酶。

脂肪分解（Lipolysis）：脂肪分解的过程。

促黄体生成素（Luteinizing hormone, LH）：大脑内产生的一种激素，能刺激排卵。

线粒体（Mitochondria）：细胞中的能量生产工厂。

雌激素（Oestrogen）：能够在女性体内产生作用的激素统称，作用包括性成熟、排卵和怀孕等。

帕金森病（Parkinson's）：一种中枢神经系统退化症，影响行动，进而发展为影响认知功能。

孕激素（Progesterone）：卵巢分泌的一种激素，能够增加子宫内膜厚度。

血清素（Serotonin）：一种让人感觉愉悦的神经传递素，主要存在于大脑中。

脑卒中（Stroke）：大脑中发生血管阻塞。

产热作用（Thermogenesis）：体内产生热量的现象。

甘油三酯（Triglycerides）：由三分子脂肪酸和一分子甘油组成的脂肪。

鸣谢

对我而言，本书绝不只是页面上的那些文字，它唤起我亲切的个人回忆，浮现出那些激励我选择一个方向一路走下去的人，即便连我自己也不确定结局会怎样。

在此过程中，有几名不同寻常的关键人物，我必须向他们致谢。特恩电视台（Tern Television）的 Harry Bell 及其团队把我们的断食静修所拍得那么好；出版社的 Grace Cheetham 以及出色的编辑 Jane；我的经纪人 Jayne 和 Julia，他们分别来自 Champion Talent 和 Borra Garson；Sarah Dempster，我的营养师同事，也是我的救生艇，我一有不懂就去问她。

还要感谢我的每一名客户，他们一直激励和激发我不停学习并付诸行动。感谢我的父母亲，他们宽容地接受了我选择一种离经叛道的生活方式；还要感谢我无与伦比的朋友 Hala、Lou、Lucy 和 Richard，在我困难的时候他们打开家门更打开心扉接纳我；最要感谢的是我的孩子们：Hannah、Callum、Jana 和 Ruaridh，以及我的丈夫，原因再简单不过：没有他们在背后，就没有这一切。

与食物 简单而深刻地交流

　　我们的祖先原是住在树上、住在水岸、住在高山幽谷里的。他们从树林和深山走出来，结庐而居，日出而作，日落而息，不曾有过饱食终日而不思劳作之时，大多时候，他们对食物天生就带着一种珍之重之、顶礼膜拜之情。然而，时光荏苒，文明的巨轮碾压而过，带来便捷、快速、富足、城市化的生活，工业化生产带来了仿佛取之不尽、用之不竭的食物。食物不再是先民们与大自然沟通的纽带，四季丰熟的恩赐，反而变成了理所应当的自然存在之物，人们不用再为了一顿饱饭而付出巨大的辛苦和努力，对于食物的态度也不再是珍重地耐心烹饪和品味，而是草草了之。于是，随之而来的就是我们的热量总是处在摄入过剩的状态；我们的食欲更多的是为了抚慰内心的焦虑，而不是真正地去满足身体的需要；我们的欲望更加膨胀，身心却愈发疲惫。

　　当人们久处这种状态，思考的往往是需要多拥有一些时间，多吃一些补品，多休息一会，而很少考虑到另一种可能。也许，我们拥有的不是太少，而是太多了，多到我们的身体、我们的心灵已经承受不了。也许，我们需要的并非是拥有更多，而是在错综复杂的索取与欲望之中学着去做出明智的断、舍、离：斩断多余的欲望，舍弃坏的食物，离开不好的生活习惯。这些看似虚无缥缈的禅意，仅仅通过断食就可以真真切切地体验一回。

好的食物，需要人们怀有感恩之心去面对，和它简单而深刻地去交流，这种交流最适合建立在摒除杂念与杂味的干扰之后。断食恰恰帮助我们周期性地隔绝了味觉的干扰，恰如其分地保持饥饿感，充分调动起消化系统的潜力，带着这种微微期待的身心状态与真正的天然美食相逢，完全吸纳那些纯粹的大自然的水谷精华，其治愈的能力可能是我们无法想象的。

阿曼达·汉密尔顿一语道破天机，将断食与健康的关系完美地展现于笔端，难能可贵的是，她将古希腊、古印度的圣贤先哲的教诲与现代生活结合起来，让轻断食这种曾经不外传的养生方式飞入寻常百姓家，为每个有幸读到这本书的人带来身心健康之道。我有幸作为该书的编辑，在阅读书稿之余马上付诸实践，采用了书中介绍的"16:8 日常断食 B 计划"，在一天中省掉了晚餐，虽然对阿曼达的食谱采取了小小的改造，但好在大部分食谱操作起来非常简单（尤其是早餐），对于我这个工作忙碌到不得不天天加班的人来说，10 分钟搞定各种美食的设备，简直就是福音，心下不觉庆幸，要是作者谈了半宿的理论而不告诉我该怎么吃，那就糟糕啦，万幸作者亲力亲为，将亲身体验过的美食也一一奉献，让我在断食过后，也能品尝到不少美味，实在弥补了一颗吃货与想瘦并存的心。虽然我实践日程尚短（只有短短 2 周），却也收获了减掉 3 千克脂肪的效果，也给了我极大的信心，迫不及待地想要尝试其他断食方法并且一路坚持下去。

当然，更重要的是，断食并没有让我的生活变得更复杂，反而变得简单从容了不少，断食帮我返璞归真，体味禅境。也许正如阿曼达在书中所说：芸芸众生，沉溺俗世良久，断食中可能出现的"神迹"同样需要用心捕捉，唯有循序渐进，才能完成身心两方面的重启，甚至达到精神层面的重启。